花丘ちぐさ
Chigusa Theresa Hanaoka

その生きづらさ、発達性トラウマ?

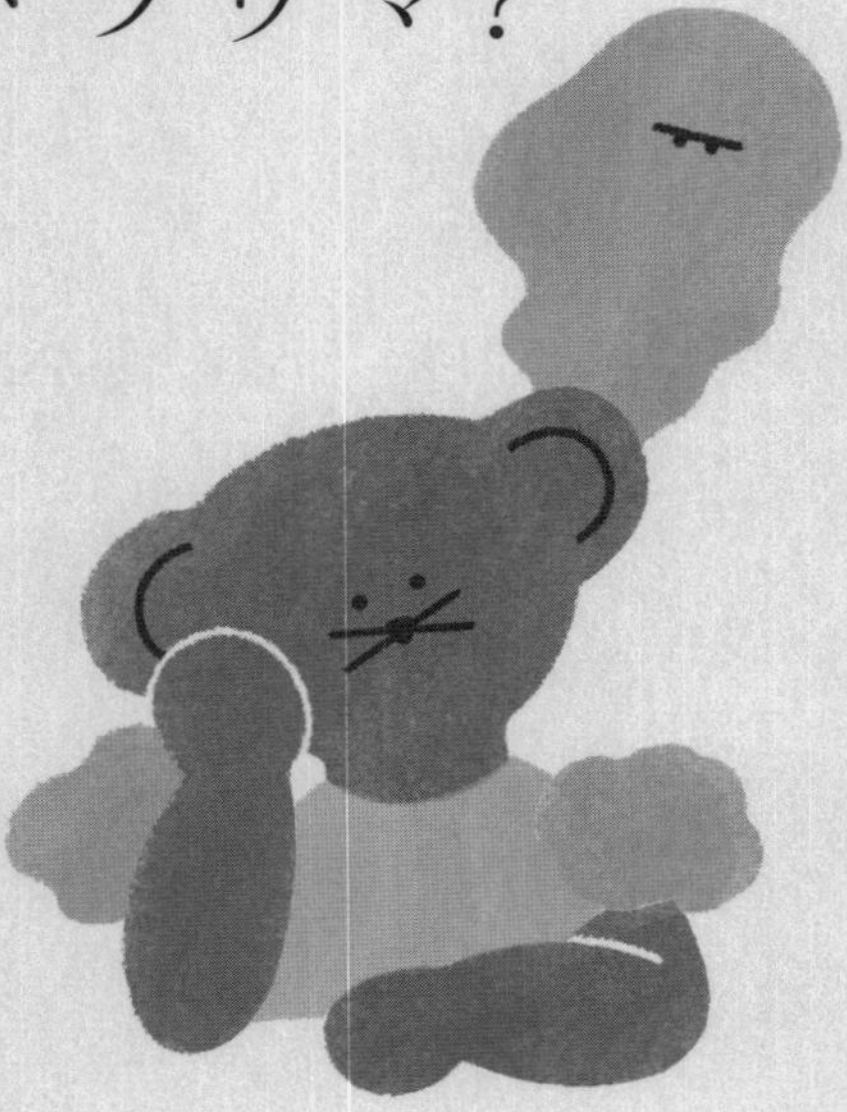

ポリヴェーガル理論で考える解放のヒント

春秋社

はじめに

最近日本では「生きづらさ」ということがよく言われます。経済的に困っていたり、ひどい病気にかかっていたりするわけではなくても、なんとなく心が晴れない、すっきりしない、鬱々とした気分になる、そんな人が今とても多いようです。思い描いていた人生と現実とのギャップに悩み、失望する人も多く、やがて社会との接点を失って、なかなか社会に出られなくなる、いわゆるひきこもりと呼ばれる人も多数いて、社会問題にもなっています。

内閣府の調査では、二〇一八年には、一五歳から三九歳までのひきこもりが五四万人、四〇歳から六四歳までのひきこもりが六一万人いるということが明らかにされました。[1] 日本には、一〇〇万人を超えるひきこもりの人がいることになります。さらには年間の自殺者数は二万人、[2] 孤独死は三万人とも言われています。[3]

ここに、興味深い統計があります。日本の若者の自己肯定感の研究です。そこでは、世界七か国の若者と比較しても、日本の若者の自己肯定感がとても低いということが明らかになりました。[4]

自己肯定感とは「自分自身に満足している」「自分はいい状態だと思う」と感じられることと

言ってもいいでしょう。それが、日本の若者は諸外国と比べて低いと言うのです。また、日本の中学生、高校生を対象にした自尊感情の調査でも、自分を尊い存在だと考えている子どもは、予想外に少なかったという結果が出ています。[5、6]

さらに気になる報告があります。ユニセフ（国際連合児童基金）は、二〇二〇年九月に先進国の子どもの幸福度のランキングを発表しました。ユニセフ報告書「レポートカード16」では、日本の子どもは、先進三八か国中、身体的健康度は一位でありながら、精神的幸福度は三七位という最下位に近い結果となりました。さらに、学力の指標である数学・読解力で基礎的習熟度に達している子どもの割合では、日本はトップ五に入りましたが、社会的スキルをみると、「すぐに友達ができる」と答えた子どもの割合は、チリに次いで二番目に低く、三〇％以上の子どもが、そうは思っていないという結果でした。[7] ここから見えてくるのは、経済的には健康を維持できるレベルの安定があり、学力も高いものの、人とうまくかかわれず、幸福感が低いという日本の子どもの現状です。

それにしても、今の日本では、なぜ子どもや若者がいきいきと生きられないのでしょうか。なぜこれほど多くの人が、自らの命を絶ってしまうのでしょうか。また、さらに多くの人が、決定的に不幸というわけではなく、すぐに命の危険はないものの、幸せではない毎日を送っているのはなぜでしょうか。どうしたらこの生きづらさから解放されて、元気に自分らしく生きていくことができるのでしょうか？

実は二〇世紀の終わりから二一世紀にかけて、その答えのカギを握るのが私たちの神経系にあることがわかってきました。この本では、神経系の働きからその答えを探ってみたいと思います。

その生きづらさ、発達性トラウマ？――ポリヴェーガル理論で考える解放のヒント　目次

第2部　神経系とポリヴェーガル理論　61

第3部　トラウマからの解放　125

11　トラウマ解放の実際　126

その生きづらさ、発達性トラウマ？——ポリヴェーガル理論で考える解放のヒント

第1部　不適切養育と生きづらさ

1 なぜ生きづらいのか？

二一世紀の懊悩

私は一九六〇〜七〇年代に子ども時代を過ごしました。その頃の日本は、それほど豊かではありませんでしたが、活気がありました。将来は何事も右肩上がりに成長するだろうという、漠然としてはいるものの楽観的な空気に包まれていました。

一九八〇年代に、私が同時通訳の勉強をしているとき、指導にあたっていた教官が、経済について「アジアの国には、経済が成長や停滞どころか下降するところもある。それは非常に驚きである」と語り、私も、そんな国があるのかと驚いたほどです。それほど、当時の日本は何事も成長の一途をたどり、どんどん良くなるのが当然だと思われていました。

私が小学校六年生のときに、「二一世紀の世界」という題で絵を描いたことがありました。その頃子どもだった私たちは、二一世紀になったら、どんな世界になっているのだろうとワクワクしていました。ちょうど、大阪万博（一九七〇年）の頃です。子どもたちは、クラゲのような姿の宇宙人と握手しているところや、自由に空が飛べる乗り物や、ボタン一つ押せばごちそうが何でも出てくるロボット、すべての病気が治ってしまう医療機器などを、思い思いに描いていました。私たちは、二一世紀になったら、平和で、豊かで、病も克服され、貧しい人もなく、みんなが生き生きと人生を楽しめる、そういう時代が来ると信じていたのです。

しかしながら、二一世紀になった今、現実はどうでしょう？　たしかに医学や科学の進歩は見られますが、戦争、核の脅威、貧困、難民、人権の侵害、うつや依存症をはじめとする心の病気の蔓延、ひきこもり、自殺、孤独死など、世界はさまざまな懊悩を抱えています。私が子どもの頃に描いた姿とは、似ても似つかない有様です。「西欧に追いつき追い越せ」と夜を日に継いで働いてきたものの、あたりを見回してみたら、若者たちはあまり元気がありません。いったい、日本社会では何が起こったのでしょうか？

それを理解していくうえでも、私が歩んできた道を少し振り返ってみたいと思います。

私が心理学に興味を持ったわけ

私が、心理や神経系の働きに興味を持った経緯を少しお話しします。私はアメリカの大学院で文化人類学の分野で修士課程を修了し、二〇～三〇代は英語の同時通訳者として働いていました。

さまざまな国際会議で、世界中のＶＩＰと出会い、最先端の知識を吸収することができる会議通訳者の仕事は、大変刺激的でした。

一方で強いストレスにもさらされていました。どんなにがんばっても達成感がなく、いつも、こんな程度ではだめだという思いにとらわれていました。つい人と比べてしまい、自分にはあまり能力がないように感じ、不安や焦りに駆られていたのです。またその頃は、片頭痛、めまい、吐き気、喘息、ひどい肩こり、手足の冷え、突然襲ってくる強烈な腹痛、長引く便秘や突然のひどい下痢、悪夢にうなされて安眠できない、などのさまざまな身体の症状にも悩んでいました。さらに、風邪、インフルエンザ、ノロウイルスなどの感染症にかかりやすく、一度かかると高熱が出てひどい症状に苦しみ、回復にも時間がかかりました。回復後も体力の低下が著しく、心身ともに気分がすぐれない日々が続きました。

今から三〇年くらい前ですが、当時、近所にかかりつけのお医者さんがいました。腹痛やめまいで受診すると、はじめはいろいろな薬を出してくれました。しかし、二、三年すると、どんな症状で受診しても大体出される薬が同じだということに気がつきました。当時は処方薬の内容は説明されないのが普通でした。そこでインターネットで調べてみると、処方されていたのは、抗不安薬、睡眠導入剤、精神安定剤などでした。頭が痛くても、お腹が痛くても、出される薬は心の薬だったのです。私は自分の心に問題があるとは思っていませんでしたので、処方される薬の内容を知ってとても驚きました。

当時の私は、この頭痛が治ればまた元気に働ける、このめまいさえ治れば明日からの仕事に支障がなくなる、と考えていました。しかし実際には、私の身体はストレスの影響を強く受けていたようです。根底にある精神的な問題、心のあり方をなんとかしなければこの状況は変わらないと、あるときようやく気づき、そこから、次第に心理学に興味を持つようになりました。

そのなかで、自分なりにわかってきたことがありました。それは、自分が育った家庭に問題があったということです。

「普通の家庭」に潜むワナ

私は郊外のいわゆる中流家庭で育ちました。両親は共働きで、お金持ちではありませんでしたが、家電製品などはいち早く買いそろえるなど、経済的には少し余裕があったようです。習い事や塾にも通っていましたし、贅沢ではなくても恵まれた生活をしていました。ですから、周りから見れば何不自由なく生活しているように見えたと思います。

しかし私は、家族の偏った価値観に悩まされていました。祖母や両親は、物事をランク付けして優劣の違いを強調し、人と比べて、競うことがよいという価値観を持っていました。さらに、学歴への強い偏見がありました。学校にもランクがあり、子どもの価値も勉強ができるか否かといった基準で判断していました。人間にも高級品とその他の粗悪品があり、高級品以外は価値がないという暗黙の価値観があったのです。

そんななかで、祖母や両親から価値がないと思われないように、私は不安に駆られながら勉強していました。「幸福とは何か」、「自分はどう生きれば幸福なのか」ということをじっくり考える暇もないまま、高度な英語力と専門知識を必要とされる同時通訳者の世界に入っていたのです。

当時の私は、休むこと、人生を楽しむこと、仲間との時間を味わうこと、健康に気をつけて心身の調整をすることが大切なことだとは知りませんでした。自己肯定感がとても低く、一方で不健全なプライドも強く持っていました。このような状態ではとても健康に仕事を続けていくことはできないことがおわかりになると思います。

私は英語の同時通訳者の仕事を続けながら、時々ひどい身体症状に見舞われて寝込んでいました。収入もステータスもあり、周りからは羨まれるような生活だったかもしれませんが、まったく幸せではなく、不安に駆り立てられており、その心身の不調の原因を知りたくて、たくさんの心理学の本を読み漁りました。「ミイラ取りがミイラになる」と言いますが、勉強を重ねていくうちに、私は同時通訳者から転身して、心理カウンセラーになっていました。それでも、まだはっきりとした答えを得られず、探求は続きました。

そんななかで、親子の間の愛着や子ども時代の逆境的な体験などについて学び始め、そこから次第にいろいろなことがわかってきました。その学びのなかで、私が子どもの頃に体験していたのは、「**不適切養育**」だったということ、そしてその結果として「**発達性トラウマ**」を負っていたことがわかりました。

不適切養育とは、端的に言えば、あまり好ましくない子どもの育て方をすることです。不適切養育を受けると、心身にさまざまな悪影響が出ます。こうした、成長過程で生じる**トラウマ**を、発達性トラウマと言います。不適切養育を受けると、なぜ発達性トラウマを抱える可能性が出てくるのか。発達性トラウマにはどのような症状があるのか。それを改善するにはどうしたらいいのか。私は国内外の文献に片っ端から当たっていきました。

ポリヴェーガル理論との出会い

さまざまな文献を読み漁ったなかで出会ったのが、S・W・ポージェス博士の「**ポリヴェーガル理論**」でした。ポリヴェーガル理論によって、私がなぜつらかったのか、そして不健康だったのかが、完璧に説明されたのです。

そこで本書を通して、このポリヴェーガル理論をもとに、不適切な育て方をされた人がどのような神経系を持つようになるのか、いわゆる発達性トラウマとはどのようなものか、その悪影響にはどのようなものがあるのか、そしてそれを解決していくためにはどうしたらいいのか、を説明していきたいと思います。

2　不適切養育と発達性トラウマ

不適切養育とは？

　ポリヴェーガル理論と神経系の話に入る前に、どんな子どもの育て方が適切なのか、不適切養育とは何か、不適切養育によって引き起こされる発達性トラウマとは何か、どのような状態なのか、ということを説明したいと思います。本書では、わかりやすくするために、子どもを育てる役割を担う人全般を「親」という言葉で表すことにしました。これには、お父さんお母さんをはじめ、おじいさん、おばあさん、育ての親など、養育者全体が入ると考えておいてください。

　不適切養育は「マルトリートメント」とも言われており、WHO（世界保健機構）でも「チャイルド・マルトリートメント」と定義され、小児精神神経学者の友田明美さんはマルトリートメントについて詳しい本を出版されています。[8] 本書では、不適切養育という言葉を使います。不適切養育とは、文字どおり、不適切な子どもの育て方のことです。子どもにとっては、おっぱいを飲ませてもらったり、お風呂に入れてもらったり、おしめを変えてもらうなどのお世話をしてもらうこと、「安全である」と感じさせてくれるやさしい働きかけがあること、成長の過程で、適切なお手本を示してもらうことなどがとても大切です。そうしたことが適切に行われていなかった場合、不適切養育となるおそれがあります。

発達性トラウマとは？

発達性トラウマとは、子どもの成長の過程で起きてくるトラウマのことです。専門的には、幼少期の慢性的なトラウマによって生じる心身の不具合のことを「**発達性トラウマ障害**」と呼びます。発達性トラウマについては、不適切養育や、**虐待**が原因になることもありますし、自身の病気、事故、医療処置、家族の病気や事故、自身や家族の長期にわたる入院や、家族に特別な世話を必要とする人がいるなど何らかの理由によって、親からの十分な愛情を受けられなかった、など、さまざまな原因が考えられます。最近注目を浴びている「愛着障害」も、発達性トラウマ障害の一つと言えます。親との愛着がうまく形成されず、さまざまな心身や行動の問題が出てくることを愛着障害と呼んでいる専門家もいます。また、子ども時代に繰り返しつらいことを体験したために発症してしまう**PTSD**を、「**複雑性PTSD**」と呼ぶこともあります。

PTSDとは、心的外傷後ストレス障害のことで、戦争、災害、事故、事件など、生命の危機を感じるような衝撃的なことが起きたあと、そうした場面が思い出されるような場所や事象を避けたり、つねに緊張し、小さな物音などでも飛び上がって驚いたりなど、生活に支障が出てきてしまう状態のことを言います。また、つらかった場面が突然よみがえってくる**フラッシュバック**に襲われたり、悪夢に悩まされたり、さまざまな心身の不調が出てくる場合もあります。

複雑性ＰＴＳＤとは、成長の過程で複数回にわたり、虐待や不適切な扱いを受けたことが原因で、ＰＴＳＤの症状に加え、自分を否定的に捉えたり、感情の調節がうまくいかずに、対人関係に困難が生じたりするといった状態のことを指します。ＰＴＳＤは、一度だけの命に関わるような大きな出来事でショックを受けることから発症するもので、複雑性ＰＴＳＤは、命の危険を感じるまではいかないとしても、繰り返しつらい体験をすることから生じるという考え方もあります。

このように、さまざまな定義や呼び方がありますが、ここでは、「好ましくない子どもの育て方」を不適切養育と呼び、それを含めて、さまざまな要因で、成長過程で被るトラウマを発達性トラウマと呼ぶことにします。

では、不適切養育と発達性トラウマについて、これから具体的に説明していきましょう。

「協働調整」——親からもらわなくてはならないもの

子どもが心身ともに健やかに成長していくためには、まず、おっぱいをはじめ、成長の過程に合った適切な食べ物を与えてもらい、おしめを替えてもらったりお風呂に入れてもらったり、面倒を見てもらうことが必要です。

それとともに、話しかけてもらったり、歌を歌ってもらったり、目と目を合わせたり、心地よいスキンシップが行われたりすることが不可欠です。ルーマニアの孤児院では、身体の世話と食事は与えられていたものの、こうした心地よい働きかけがなかったために、ほとんどの孤児が亡くなってしまったという痛ましい報告があります。[9]ただご飯を食べさせて世話をするだけでは、子どもは生きていくことができません。やさしさと思いやりをもって接してもらうことも、生命の維持のために必要なのです。

あとの章で、こうした働きかけの大切さについて神経系の視点から詳しく説明していきますが、子どもが「自分は歓迎されている」「安全である」と感じることが、健やかな成長には欠かせません。親も子どももお互いに働きかけ合うことで、こうした感覚を養い、子どもの神経系を安定させていくことを「**協働調整**」と言います。

子どもにはよいお手本が必要

もう一つ大切なことは、「よいお手本がある」ということです。赤ちゃんは未熟な状態で生まれてきて、社会の仕組みに合わせて、自身の脳や神経系を調整して成長していきます。

そのときに、信頼できるお手本があることが大切です。「おいしいね！」と言ったとき、「おいしいね！」と返してもらうことで、「この食べ物はおいしいのだ。おいしいものを食べたときは自分はこんな感じがするのだ。これが自分にとってよいものなのだ」ということを理解し、自分の健康にとってよいものを取り入れる術を身につけていきます。

また、何かをしたときに、「とてもいいね」とフィードバックをもらうことで、「これをすると社会に受け入れられるのだ」ということがわかります。その逆もしかりです。何か良くないことをしたときに、「それはダメよ」と教えてもらうことで、「これをすると社会には受け入れてもらえないのだ」ということがわかります。

このように、子どもはお手本と自分を照らし合わせながら成長していきます。望ましいお手本があり、一貫性があって、心地よく、信頼できるフィードバックを受けていくと、社会に適応し、健康行動のとれる、健全な社会人として機能する土台ができていきます。

ところが子ども時代に、「痛いよ〜」と訴えても「痛くありません！」、「つらいよ〜」と助けを求めても「つらくなんてないでしょう！」などと返されたらどうなるでしょうか？　あるいは「あなたのためだから」と言って不快な刺激をたくさん与えられたら、どう感じるでしょうか？あるいは「おまえなどとるに足らない存在だ」とか、「おまえよりもほかのきょうだいや、ほかの家の子の方が価値が高い」という暗黙のメッセージを始終与えられていたら、どうなるでしょうか？　子どもは混乱してしまい、しっかりとした「自己認識」とバランスの取れた「世界観」を持つことが難しくなります。

こうした不適切な働きかけは、不適切養育といわれ、発達性トラウマを引き起こす可能性があります。

不適切養育と「虐待」の違い

不適切養育は、「虐待」とは少し違います。虐待といえば、身体に傷がつくような暴力が行われる身体的虐待、暴言などを繰り返す心理的虐待、ご飯を食べさせないなどのネグレクトや、あるいは性的な加害行為をする性的虐待などがあります。

私のところにいらっしゃる、生きづらさを感じているクライアントの多くは、「虐待は受けていない」と言います。身体に傷がつくような殴られ方をしたこともないし、食事はちゃんと出してもらったし、学校や習い事にも通わせてもらったと言うのです。ですから本当なら、幸せな子ども時代だったと言えるはずです。

ところが大人になった今、自分に自信がなく、つねに焦燥感があって、悲しみやつらさで胸の中がいっぱいになっています。虐待を受けて育ったわけではないはずなのに、なぜ、こんなにつらいのでしょうか。そこで不適切養育という考え方が意味を持ってきます。虐待ではなくても、成長の過程で親から不適切な関わりがあると、心に深い傷を負い、生きづらさを抱えてしまうのです。

好ましくない育て方といっても、さまざまなパターンがあります。先に説明したように人の価値をランク付けし、一人一人にあたかも値札が付いているかのように学校の成績や親の収入などの金銭的な価値で人を判断したり、子どもの固有の価値を認めなかったり、根源的な生きる意味を否定するような思いやりのない言動をとったり、あるいは勉強やスポーツなどを無理強いしたりすることなどが考えられます。年齢にふさわしくない性的な情報を与えたり、不適切な性的な働きかけをしたりすることもそこには含まれます。

もう少しわかりやすく具体的な表現を挙げると、「おまえは何をやってもうまくできない」「そんなことでは社会ではやっていけないぞ」「兄さんの方がずっと優秀だ」「近所の○○君の方が勉強がよくできる」「そんな学校に行っていることがわかったら、親戚に恥ずかしい」「どうせおまえは人からきらわれる」「気が弱すぎる」「強情だ」「背が高くて目立ちすぎる」「目が小さすぎる」など、さまざまにあげつらって子どもを批判する親がいます。

あるいは日常的に「早くしなさい」とせき立てたり、子どもが「遊んでほしい」とか「こちらに注目してほしい」と思って親に近づいていっても、「あとでね」などと相手にしない、といったことが積み重なると、不適切養育となります。これらは虐待とは言えないかもしれませんが、不適切養育であることに間違いはありません。

性的な側面での不適切養育

　また性的な問題も、実はとても大きな影響を与えます。親が子どもをレイプするなどは、明らかな性的虐待ですが、一方で、虐待とまでは言えなくても、不適切な性的関わりがあると、やはり子どもに深刻な影響を与えてしまいます。

　たとえば子どもの性的な成長について不適切な言動をしたり、遊びと称して不適切なタッチをしたりすることも不適切養育です。タッチなどは、もはや虐待の領域に入るとも考えられますし、線引きも難しいのですが、いずれにしても、子どもの尊厳を傷つけることは、すべて不適切です。子どもがいやがっているのに、年頃の女の子の身体を触るなども不適切です。またいやがっているのに風呂を覗いたり、子どもの下着に触れたりする、あるいは成人向けのアダルトビデオを子どもがいるところで見たりする親もいます。

　こういうことがあると、子どもはなんとなくいやだなと思います。悲しい気持ちにもなりますし、怒りも感じるでしょう。自分は大切にされていないと思うかもしれません。しかし、実際に性交を強要されたのではないので、成長したあとも、特に問題はなかったと自分で思い込んでしまいます。これが不適切養育にあたるという発想を持つことが難しいのです。

どうしようもない事情によって生じる不適切養育

親自身は安定した愛情を持っていたとしても、不適切養育が起きてしまう場合があります。たとえば、戦争、犯罪、災害の被害を受けた場合などです。

今、日本では幸いなことに戦争はありませんが、実は第二次世界大戦の影響をいまだに受けている人は多いのです。私の父は、学徒出陣で第二次世界大戦に出征しました。終戦後、かなり年をとってから私が生まれたのですが、九一歳で亡くなるまで、父は夜ひどくうなされて叫び声をあげることがよくありました。また、普段は無口ですが、酒に酔うと戦争のときの悲惨な状況や、性加害の話などをしつこく繰り返しました。子どもに聞かせるべき内容ではないことを、父は執拗に話していたのです。戦争が終わっても、その爪痕は人を苦しめ、家族や周囲の人もその影響を受けます。

あるいは、家族に病気や障害を持った人がいたり、介護が必要な人がいたりして、主に子どもを世話する人——多くはお母さんですが——が心身ともに疲れきっていて、子どもに愛情をかけるところまでエネルギーが残っていない場合があります。

また、子ども自身の入院により、長期にわたって親や面倒を見てくれる家族と引き離される場合もあります。病院では、医療スタッフが患者である子どもに心を込めて接していることは間違いないと思いますが、それでも、特に事態を理解できないほど幼い子どもにとっては、親から切り離された結果、心細さを感じたり、親から捨てられたと思ったり、治療そのものが苦痛であったりして、心に傷を残す可能性があります。これは、親の意図的な不適切養育ではありませんが、発達性トラウマを抱えやすい状況です。

3　不適切養育を理解する

不適切養育の具体例

それでは、ここで不適切養育の例についてご紹介しましょう。殴る、蹴るなどの暴行や、ひどい暴言、性的加害行為などがはっきりとした形で行われていれば、「自分は虐待を受けた」という自覚も持ちやすいのですが、不適切養育の場合、普通にご飯も食べさせてもらい、学校や習い事にも行かせてもらい、不自由なく育ったため「幸せな子ども時代だった」と思い込みやすい傾向があります。そして、不適切養育に気づきにくいのです。そこで、ここでは具体的な不適切養育の例をいくつか挙げてみたいと思います。これを読むと、不適切養育は日常のあらゆる場面で起きてくる可能性があることに気づかれると思います。

不適切養育の例「思いやりのない言葉かけをする」

礼子さん（他もすべて仮名）のお母さんは、「赤ん坊は何も覚えていない」「何を言ってもわからない」というのが口癖でした。「子どもは小学校に入る頃にならないと、どうせ何も覚えていない」と、家族旅行や遊びに行くのも消極的でした。また、赤ちゃんの前で平気で不適切な言葉を口にしていました。赤ちゃんの礼子さんが聞いているところで、「もうちょっと寝ててくれればいいのに」、「ああ、もうこんなに汚してめんどうくさい」、「また泣いてるの？　少しくらい寝かせてよ」などと、否定的な言葉をしばしば口にしていました。礼子さんは、特に赤ちゃんの頃のことは何の記憶もないのですが、成人してからも自分に自信がなく、ふさぎがちです。

たしかに赤ちゃんは言語を獲得していません。ですから、言葉を聞いて、その意味を理解することはできません。しかし、お母さんの表情や、口調、声のトーンなどで、自分が歓迎され、愛されているか、それとも、疎ましがられているのかを感じることができます。そして、その情報をもとに世界観や自己像を構築していきます。たとえ言葉を理解しなくても、やはり思いやりのある言葉で話しかけることが大切です。また、いつ、どこに行った、という記憶は残りませんが、家族の楽しそうな様子、新鮮な空気、ワクワクした雰囲気などは、深い身体的記憶に刻まれます。ですから、赤ちゃんの負担になるような無理な旅行はおすすめしませんが、家族で楽しむことは赤ちゃんによい影響を与えます。

「子どもに手をあげる」

和子さんのお母さんは、「子どもは言葉で言ってもわからないから、叩いて育てる」と主張します。そして、子どもの和子さんが危ないものに手を出したときは、その手を叩きます。また、食べ物をこぼしたり、何か失敗したりしても手をあげます。和子さんのお母さんは、顔ではなくて手やおしりなら、しつけのために叩いてもよいのだと考えています。和子さんは、成人してからも、いつも不安を感じ、ビクビクしています。

子どもに体罰を与えることで得られることは何もありません。赤ちゃんや小さな子どもは、体罰によって、これは危険であるとか、こういうことをしない方がいいと考えることはできないのです。ただ、痛みと恐怖だけが深い身体記憶として残ってしまいます。本来なら保護してくれるはずの親から身体的な痛みを伴うことをされると、子どもは混乱してしまいます。そして、混乱した認知のなかで、世界観や自己像をつくっていくことになります。

さらに、言葉を理解するようになった子どもに体罰をすることは悪い影響しか与えません。親から叩かれた子どもは、外でほかの子どもに暴力をふるうようになり、社会交流に支障が出ます。また、顔でもおしりでも、叩いたり打ったりすることは暴力であることに変わりありません。

子どもの失敗は、発達の過程では当然起こることです。危険なものは遠ざけ、親が失敗の後始末をしましょう。言葉を理解できる年齢になったら、言って聞かせたり、ルールを作るなどして問題が起こるのを防ぐよう努めましょう。話を理解できる年頃になっても子どもが言うことを聞かない場合は、親との心の交流がうまくいっていないために、ストレスがたまっているのかもしれません。

「タイミングよくニーズを満たさない」

敦子さんのお母さんは、インテリで育児書などをよく読んでいました。六〇年ほど前の日本では、「子どもを早く自立させるためには、抱き癖をつけてはいけない」とか、「定時に授乳とおしめ替えをして、あとは赤ちゃんが泣いてもおっぱいをあげてはいけない、おしめを替えてはいけない」というアメリカ発の育児法が先進的であるともてはやされたことがありました。敦子さんのお母さんは、インテリであるがゆえに、まじめにこの〝先進的な〟方法を取り入れていました。敦子さんは成長してからも、人とうまくコミュニケーションがとれず、人嫌いで、こもりがちになっています。

いまではその先進的な育児法は科学的にも誤りであることが知られています。赤ちゃんが泣いたら、素早く適切に応答することはとても大切です。赤ちゃんにとっては、親と目と目が合い、やさしい声で話しかけてもらったり、穏やかに愛撫してもらうことがとても大切です。こうした働きかけを受けることで、赤ちゃんは、自分は歓迎されている、愛されている、世界は安全だ、自分は安全だ、といった意識を育んでいくのです。

「子どもの友人関係に介入しすぎる」

昭雄君のお母さんは、昭雄君がどんな友達と付き合っているのか、とても気にします。そして「○○君のお家は、両親が離婚してお父さんがいないらしい」とか、「××君のお母さんは、夜スナックでアルバイトをしているらしい」とか、「△△君のお父さんは大企業の部長さんで、将来は重役候補だ」などとよく話しています。昭雄君は、自分の好きな友達と遊びたいのですが、「あの子とは遊んではダメ」とか、「この子だったら仲良くしてもいいわよ」など、付き合う相手についてお母さんが細かく口出ししてきます。昭雄君は、どの友達にもそれぞれよいところも悪いところもあるのは知っています。それでも一緒にいると楽しいので、みんな大切な友達だと思っています。でもお母さんによると、世の中には優れている人と劣っている人がいて、優秀な子とだけ付き合った方がいいのだそうです。昭雄君はお母さんと話していると、なんとなく居心地が悪く感じます。

子どもはいろいろな友達と付き合うなかで、人間について学んでいきます。どの子と遊ぶと楽しいか、どの子と遊ぶとあまり楽しくないか、それはなぜなのか、子どもなりに学んでいきます。ですから、親の固定観念で誰と付き合うべきかを決めてはいけません。子どもの様子を見守りながら、もし必要なことがあったら手を差し伸べましょう。

「子どもの好みや服装などに介入しすぎる」

幸子さんのお母さんは、幸子さんが着ているものや髪型に、いつもダメ出しをしてきます。「そんな洋服を着ていたら、おかしな人だと思われるわよ」とか、「その髪型だと顔が丸く見えて、似合わない」などと、必ず否定的なことを言うのです。おしゃれをしたいと思っても、またお母さんからいやなことを言われるのではないかと思うと、やる気がなくなってしまいます。次第に幸子さんは、自分は何を着ても似合わないし、かわいくないのだ、と思うようになりました。

子どもの好みについて、否定的なことを言うのはやめましょう。自分と趣味が合わなくても、「それが気に入っているんだね」と子どもの気持ちを認めます。もしＴＰＯに関して、あまりふさわしくないと思うような服装や髪型であれば、「あなたがそれを気に入っているのはわかるわ。でもその服装でお葬式に行くのはふさわしくないと思うの。周りの人たちは、きっとこういう服装をしてくると思うよ。それは亡くなった方やその遺族に対して敬意とお悔やみの気持ちを示すことなのよ」など、どういう理由で別の服装の方がよいのか、どのようにすればより好ましいか、具体的な例を挙げて説明しましょう。

「過干渉で子離れできない」

百合子さんのお母さんは、料理や手芸が上手で、百合子さんにいろいろなものを作ってくれます。百合子さんは、近所や親戚の人からも、「やさしいお母さんでよかったねえ」と羨まれます。子どもの頃百合子さんは、自分は幸せなのだと思っていました。しかし、お母さんから離れて、友達と遊びに行こうとすると、お母さんは不機嫌になり悲しそうな顔をします。友達と遊んで帰ってきて、楽しかった話をしようとすると、お母さんは顔をそむけます。なんとなく硬い表情をしているときは、お母さんが怒っているのではないかと不安になります。百合子さんは、成人してからもつねになんとなく気分がすぐれず、不安感やイライラがあります。でも、いつも一生懸命自分のために尽くしてくれているお母さんに不満を持ったり、お母さんから離れて自立したいと思うことに罪悪感があります。また、お母さんが本当に自分のことをきらいになってしまったらと思うと、それもやはり不安です。

子どもが切実にお母さんを求めるのは、一時のことで、やがて心理的にも物理的にも自立していきます。お母さんも、子離れをする必要があります。もし、それが難しいようなら、自分自身が発達性トラウマを抱えていないか、あるいは夫との関係に問題はないか、自分の問題を見つめてみる必要があるでしょう。

「否定的な言動が多い」

美恵さんのお母さんは、いつも何かに文句を言っています。近所の人から食べ物をおすそ分けしてもらうと、「味が濃すぎる」などとダメ出しします。きれいな景色を見ても、「こんなところにごみが落ちている」などと不満を口にして、周りの人たちをがっかりさせます。美恵さんがテストでよい点を取ってきても、「勉強ができるからといって幸せになれるわけじゃないわよ」ととげのある言い方をし、絵画コンクールで賞をもらったときも、「べつに画家になるわけじゃないのに、絵なんかうまくても何の足しにもならない」とけなします。母の日にカーネーションの造花を作ってプレゼントしたときには、「つまらないことに時間を使うんじゃないよ」と見向きもしませんでした。美恵さんは、何をしてもお母さんが喜んでくれないので、ふさぎがちになってしまいました。

お母さん自身が、物事のよいところを見つける練習をする必要があります。お母さんが、発達性トラウマを抱えているか、発達障害があるかもしれません。子どもに気持ちよく接することができないようなら、心療内科を受診したり、心理カウンセリングを受けるなど、対応する必要があるでしょう。

「抑うつ的で子どものニーズに応えない」

直子さんのお母さんは、いつも体調がすぐれません。頭痛がすると言っては、苦しそうな顔をしてキッチンのイスに座っています。腰が痛いとか、胸が痛いとか、いつもどこかが痛いとこぼしています。直子さんにとってうれしいことがあって、家に飛び込んでいって、お母さんに話を聞いてもらおうと思っても、お母さんにはその余裕がありません。ご飯を作るときも、「こんなに頭が痛いのに、献立なんて考えられない。どうして毎日毎日ご飯を作らなくてはならないのかしら」などとため息ばかりで、とてもつらそうです。直子さんは、「お母さんは自分のためにご飯を作るのもいやなんだ。自分はお母さんにとっては重荷なんだ。自分はお母さんに迷惑をかけている」と落ち込むようになってしまいました。

体調が悪いときはその旨をはっきりと子どもにわかるように説明し、心配はないこと、数時間か、あるいは数日休めば治るなど、具体的な目安を子どもに伝えます。もし原因不明の身体の痛みや、気分がすぐれない場合は、心理的な問題があることもあります。心療内科やカウンセリングルームを訪ねて、ご自分自身の問題に取り組みましょう。なお、自分のメンタルの問題や自身の子ども時代の傷について、子どもに詳しく説明する必要はありません。子どもが成人して、落ち着いて状況を理解できるようになってから、自分の体験してきたつらい状態などを説明し、どのように克服したかなども、伝えてあげるとよいでしょう。

「過度の心配性」

昭子さんのお母さんは、とても心配症です。昭子さんが少しでも咳をすると、「風邪を引いたのではないか」と厚着をさせたり、外に遊びに行くのを許してくれなかったりします。生ものは食中毒になるかもしれないと、お刺身は食べさせてもらえません。お腹が痛くならないようにと、食器棚にしまってあったきれいな食器ももう一度洗いなおして使います。そして「おまえは身体が弱いんだから、大事にしなさい」と口癖のように繰り返します。昭子さんも、いつ自分の身体の具合が悪くなるかわからないと思い、不安な気持ちになります。また、具合が悪くなったらどうしようと思うだけで、胸がドキドキして、吐き気を感じるようになりました。

もしお母さん自身が過度の不安を抱えているようなら、お母さん自身が不適切養育の体験によって、不安障害や強迫性障害を発症している可能性もあります。心療内科を受診したり、カウンセリングなどの支援を受ける必要があるでしょう。

「必要なケアをしない」

義男君のお母さんは、あまり物事に頓着しない性格です。義男君が熱を出して寝込んでいても、「寝ていれば治るでしょう」と軽くあしらって、お医者さんに連れていってくれません。熱が引かないので、二、三日して小児科を受診したら、はしかにかかっていることがわかり、

「手遅れになるところだった」とお医者さんに叱られたこともあります。転んで膝をすりむいても、つばをつけておけば治ると言って消毒しなかったため、化膿してしまったこともあります。保健室の先生が手当てしてくれて、お母さんあてに、傷の手当ての仕方などを説明するメッセージを書いてくれましたが、義男君がその手紙を渡すと、お母さんはあまり関心がないようで、ちらっと見ただけで捨ててしまいました。

子どもが必要とする世話をしないことは、不適切養育ですし、もう少しエスカレートすれば「ネグレクト」という虐待になります。この場合は、お母さんが発達障害や発達性トラウマなどを抱えている可能性もあります。お母さんが自身の問題に気づく必要がありますし、それが難しければ、お父さんや親族、学校の先生などが子どもを見守り、問題があれば対応を考えていくとよいでしょう。

「無理にがんばらせる」

裕子さんのお母さんは、がんばることや強くなることを大事にしています。裕子さんがまだよちよち歩きの頃、転んでも抱き起してやらず、「自分で起きなさい」と言ってわきで見ています。近所の人が見かねて手を貸そうとすると、「しつけですから」と、手を出させません。成長の過程でも、裕子さんが転んで膝をすりむいて、「痛いよ～」と泣いていても、「痛くない！　痛くない！」と否定します。つらいことがあったと話をしても、「ほら、がんばりなさい！　そんなことは何でもない」と、まるでいたわってくれません。裕子さんも、友達が泣いているときに「それくらいのことで泣いてるの？」と言ってしまい、友達から「思いやりがない」と距離を置かれるようになってしまいました。

子どもの痛みや苦しみに共感することはとても大切です。また、抱き起こす、慰める、落ち着かせるといったことは、協働調整であり、子どもの未熟な神経系にとっては不可欠な働きかけです。また、「痛い」と感じているのに「痛くない」などと言われると、子どもは自分の感覚を信じることができなくなってしまいます。子どもは親から共感してもらうことで、共感力を高めていきます。

「子どもに大人の愚痴を聞かせる」

のぞみさんの両親は、あまり仲がよくありません。お父さんは、会社ではそれなりに高い地位に就いていますが、仕事で疲れているので、家でお母さんの悩みを聞かされるのはうんざりするようです。お母さんが、お父さんの助けを必要としたり、話を聞いてもらいたいときにも、お父さんは「家のことはおまえに任せてあるから」と、話を聞こうとしません。また父方のおばあさんも口うるさく、家事や子育てについていろいろ口を出してくるようです。お母さんはよく泣いています。そして、お父さんが自分の話を聞いてくれず、自分のことなどどうでもいいと思っていること、家庭を顧みてくれないこと、お姑さんがいろいろと口出しをしてくることがつらい、などと愚痴をこぼします。のぞみさんは、お父さんがとても悪い人であるように感じるようになり、おばあさんも、お母さんをいじめるひどい人だと思うようになりました。でも、そういった愚痴や悪口を聞かされるのも、正直言っていやな気持ちになります。できればあまり聞きたくないのですが、お母さんがかわいそうだとも思います。のぞみさんは、いつもイライラしていて、何をしても楽しくありません。

夫婦、あるいは嫁姑の問題を子どもの耳に入れるべきではありません。子どもを巻き込まず、夫婦で話し合ったり、自分の友達や親族、心理カウンセラーなどに相談し解決を探るとよいでしょう。子どもは、子どもらしく生きる権利が保障されるべきです。親の感情の後始末をさせられては、子どもらしく安心して成長することができません。困ったときには助けを求め、援助を得ることも大人としての人間力の一つです。子どもにツケを回すのではなく、子ども以外に支援してくれる人や場所を探しましょう。

「勉強を強要する、脅す」

良恵さんのお父さんは、子どもに厳しく接します。テストの点数が悪いと、「こんな点数では、ろくな大学に行けない」とか、「そんなことでは、世の中でやっていけないぞ」とおどかします。また、「おまえがちゃんと見てやらないから、こんな点数を取ってくるのだ」とお母さんを責めます。お母さんは、お父さんに何も言い返すことができません。良恵さんは、お母さんにかばってもらいたいのですが、お母さんは「良恵が悪いよ。お父さんに謝りなさい」とたしなめます。自分がしっかりしないとお母さんを困らせてしまうので、勉強しなくてはと焦りますが、かえって何も手につきません。お父さんの声が聞こえると、怖くて仕方ありません。「世間で通用しない」とお父さんから言われ続けているので、世間というのがどんなに恐ろしいのかと思うと、このまま大人になりたくない、と暗い気持ちになってしまいます。

夫婦が協力して子育てをしていくのは当然のことです。まずお父さんもお母さんも同じように子どもや家庭に責任をもっていると考え、どちらか一方にすべての責任を押しつけるべきではありません。またテストの点数が悪いことで子どもを責めても、何も解決しません。わからないところがあるようなら、原因を探して、楽しく教えてあげるのもいいでしょう。また、学ぶことのおもしろさがわかるように、美術館や博物館、図書館などを一緒に見て回るのもよいでしょう。

「きょうだいを比較する」

隆君には三歳年上のお兄さんがいます。お兄さんはとてもしっかりしていて、勉強もよくできるし、スポーツも得意です。それに比べると、自分は何もできないような気がします。さらにお父さんは、「兄さんはよくできるのに、おまえはダメだなぁ」と渋い顔をします。お兄さんは、お父さんが決めた難関中学に入るための受験勉強に精を出しています。隆君がゲームをやっていると、お父さんは「そんなことでは、おまえは到底兄さんが目指しているようないい学校には行けないな」と言い放ちます。隆君は、ますます勉強をする気がなくなってしまいます。

三歳と六歳、一二歳と一五歳の子どもの違いを考えてみれば明らかなように、子どもにとっての三年間は大きな差があります。年齢も体格も大きな差がある二人を比べるのは、意味のないことです。基本的にきょうだいを比較するのはやめましょう。もし、どうしても比較して非難したい衝動があるなら、自分自身の発達性トラウマに目を向ける必要があるかもしれません。

「子どもに夢を託して過度のトレーニングを強いる」

正一君のお父さんは野球が大好きです。将来、正一君を甲子園からプロ野球に進ませたいと思っています。正一君も、野球を教えてくれるお父さんは大好きです。うまくなるとお父さんがとても喜ぶので、がんばっていました。しかし、お父さんの教え方がだんだん厳しくなってきました。あるときはとてもキャッチできないような強い球を投げられ、身体にあざができてしまいました。正一君が痛がっているとお父さんは、「そんなことで甲子園に行けると思うのか！　プロ野球の選手になれると思うのか！」と怖い顔で怒鳴ります。熱があっても練習を休めず、具合が悪くて動けなくなると、お父さんは「なんだ、だらしない」と不快感をあらわにします。

親の夢は親の夢、子どもの人生は子どもの人生です。極端に親の夢を子どもに託すのは避けましょう。また、体調が悪いのに無理にスポーツの練習をさせるのは不適切で、度が過ぎれば虐待になります。もし、子どもが自分の思い通りにならないことで怒りの感情や焦燥感が湧いてくるようでしたら、自分自身の発達性トラウマが関係しているかもしれません。子どもにすべてを託すのではなく、自分の人生を見つめなおし、自分の目標を定めて努力してみましょう。

「成績で判断し人をランク付けする」

昭雄君のお父さんは、出身大学で人を判断するようなことをよく口にします。「大学というのは、〇〇大学と××大学だけだ」と言ってはばかりません。そして、その他の大学に入った人のことを、「あんな大学に入ってどうしようもないバカだ」などと嘲ります。お母さんもおばあさんも、誰がどこの学校に行っているかをよく話題にします。「親戚の〇〇君は、××高校に受かったそうだ。きっと〇〇大を狙っているのだろう。さすがは優秀だ。うちも負けてはいられない」とか、「近所の〇〇さんは、×〇高校に入ったそうだ。あんなバカな学校に通って、よく恥ずかしくないね」などと揶揄したりします。昭雄君は、次第に親たちがバカにしている学校の生徒たちを見ると、イライラした気持ちになり、侮蔑的な気持ちがわきあがるようになってしまいました。いっぽう、いい学校に入れるように勉強しなくてはと焦りますが、いまひとつ身が入りません。

学校名を挙げてこき下ろすような言動は好ましくありません。人に優劣をつけたり、比較したりすることに慣れてしまうと、子どもは優秀でなくては受け入れてもらえないと思い、勉強ができるようになると、他者をバカにするようになり、逆に学業不振に陥ると、自己価値観が低くなっていきます。

「倹約の度がすぎる」

武君のお父さんは、会社を経営しています。経済的には余裕があるはずなのですが、家でのお金の使い方に異常なまでに厳しいのです。どんな無駄も許さないとばかりに目を光らせています。事業者は銀行からの多額の借り入れがあることも珍しくありませんが、「うちは億単位の借金があるんだ。無駄にする金はないぞ」と口癖のように言っています。食べ物も、スーパーで値下げ札が付いているものにこだわり、いただき物のおいしそうなお菓子などは、まず仏壇に供えてカビが生え始めたらようやく食べていいそうです。妹が習い事をしたいと言ったときは、「金持ちの真似をするな」と許してもらえませんでした。妹が洋服を欲しがると、「そんな高いものを着たら身体が腫れるぞ」と怒りをあらわにしました。

武君はやがて結婚しましたが、特に深く悩まずにお金を使う奥さんのことが気がかりで仕方ありません。ある日、近所に高級な食パン屋がオープンしたこと、さっそく予約してきたことを奥さんが楽しそうに話しました。武さんは思わず、「コメがあるのにパンを買うな」と怒鳴ってしまい、そんな自分に驚きました。

それぞれの家で経済事情は異なりますし、価値観もさまざまです。しかし、子どもが不安になるような借金の話をしたり、余裕があるにもかかわらず極端にお金を切り詰めたりするのは不適切です。親の不安が強かったり、子どもと日常生活を楽しむことができなかったり、おいしいものを共に味わったりすることができないときは、親に発達性トラウマがあるかもしれません。自分の問題として取り組むことをおすすめします。

「子どもの夢を否定する」

美智子さんの夢はバレリーナになることです。レッスンは厳しいですが、一生懸命やっています。バレエの番組が放送されると、美智子さんは熱心に見入ります。そんな姿を見てお母さんは、「一流のバレリーナになれる人なんて、何万人に一人なのよ。あなたがそんな夢を見て、あとで挫折して悲しむのはいやなの。ほどほどにしておきなさいね」と釘をさします。美智子さんはただ心からバレエが好きなだけなのに、なぜかお母さんがワクワクしている気持ちに水をさすようなことを言うのです。そんななか、美智子さんは、ある小説を読んでとても感動しました。お母さんはバレリーナになるのは難しいと言っているので、だったら小説家を目指すのもいいかもしれない、と美智子さんは思い始めました。お母さんに、小説を読んでとても感動したことを伝え、「小説家になりたい」と打ち明けてみました。するとお母さんは、「小説家なんて、どんなに書いたって、なかなか売れないものよ。成功するのは何万人に一人なのよ。それに、バレリーナになりたかったんじゃないの？　コロコロ変わって、何考えてるんだかわからないわ」とあきれ顔です。美智子さんは、何をやろうとしても道が閉ざされているように感じました。

子どもが将来何になりたいと思うかは、子どもの自由です。そして自分にそれだけの実力があるかどうかは、やがて自分で悟ります。親が口出しするものではありません。挫折したからと言って、それは大きな問題ではありません。人生にはうまくいかないことも多いのです。しかしそこから元気に立ち上がって、次の目標へと進んでいくことが大切です。先回りして、「転ばぬ先の杖」とばかりに、子どものやる気をなくしてしまってはいけません。子どもが将来の夢を話してくれたときは、たとえ実現不可能に思えるものであったとしても、否定せずに話を聞いてあげましょう。それが達成可能か否かを議論するのではなく、子どものワクワクする気持ちを尊重してあげることが大切です。子どもが、自分には、どうもその才能がなさそうだ、と悲しんでいたら、よく話を聞いてあげて、子どもの悲しみを共有します。やがて子どもは、また自分で道を見つけて進んでいくでしょう。

「子どもに嫉妬する」

初美さんのお母さんは、初美さんが成長するにしたがって、競争心をあらわにするようになりました。初美さんが近所の人から「あら！　きれいになったわね」と声をかけられると、お母さんはあとから「若いときは私の方がもっときれいだったのよ」と主張します。初美さんが習字で賞をもらったと喜んでいると、「私の方がもっと上手よ」と言い、初美さんにボーイフレンドができると「お父さんに比べると冴えないわね」とさげすみます。初美さんは、お母さんが気を悪くしないように、なるべく自分のよいことを言わないように気をつけ、もしお母さんが不機嫌になると「お母さんの方がもっとできるのよね」と機嫌をとるようになりました。

子どもの成長を喜べなかったり、競争心がわいてくるときは、親自身が大人になりきれていない状態で生きている可能性があります。こういう状態の人に気づきを期待するのは難しいものがありますが、もし自身の状態がおかしいと気づいたら、カウンセリングを受けるなどして自我の成熟に努めることが望ましいです。

「子どもの性的な成長を喜ばない」

洋子さんのお母さんは、洋子さんが女性らしい体つきになり、成長してきたことを歓迎できないようです。初潮を迎えたときも、「あらいやだ、もうなったの?」といやな顔をしました。洋子さんの身体を見れば「まったく、胸が大きいんだから」と、顔をしかめ、洋子さんが年頃になり、初めてお化粧をしたときも、「いやだ、まるでキャバクラのお姉さんみたいじゃない」と、不快感をあらわにしました。また、ドラマでラブシーンなどが流れると、お母さんは「まったくいやらしい」「不潔だわ」と眉をひそめます。洋子さんは、異性にも関心があるし、いつか恋をして、結婚して子どもも欲しいと思いますが、そんな自分が汚れているような気がしてしまいます。

子どもが自分のセクシャリティに気づき、健全な自己イメージと共に、自らのセクシャリティを受け入れ、自他を尊重しつつ、親密さやセックスを楽しみ、次の世代を育むようになっていくことを、親はサポートする必要があります。お母さん自身に、セクシャリティについての抵抗があるようなら、自らの発達性トラウマを見直してみる必要があるでしょう。

「不適切に性的な情報に触れさせる」

清美さんのお父さんは、リビングの大画面テレビで成人向けのビデオを鑑賞します。子どもがそばにいても気にする様子はありません。お母さんは、お父さんがアダルトビデオを見始めると、慌てて子どもたちを別の部屋に行かせますが、清美さんは別室でアダルトビデオの音声が聞こえてくるだけでも、いやな気持ちになります。意味はよくわかりませんが、なんとなく不快です。お父さんは「子どもには何をやっているかわからないからかまわない」とまったく意に介さず、お母さんはため息をついています。清美さんにはただ何か良くないことが起きていることだけはわかります。

子どもに、早期に性的なものに触れさせることは不適切でもあり、虐待とも言えます。お父さんがアダルトビデオなどに関心があったとしても、自覚をもって、不適切なものを子どもの目に触れないようにすることも大切です。お父さんが無理解で協力してくれない場合には、お母さんが抗議したり、あるいは親族で相談するなど解決に向かって行動をとっていく必要があります。

「子どもに性的な関心を持ち言動に表す」

良美さんのお父さんは、良美さんが中学生になった頃から、時々身体をジロジロと見るようになりました。ときには「だんだんおっぱいが膨らんできたなあ」などと声をかけてきます。

良美さんがお風呂に入っていると、「おお、風呂に入っているのか」と、扉を開けて中を覗くこともあります。良美さんは、次第に女性らしく身体が変化していっています。自分の成長にも戸惑いや不安を感じます。そんなときにお父さんに身体を見られたり、性的な言葉を口にされたりすることは、とても不快だし、お父さんの目つきが恐ろしく感じられます。良美さんはたまりかねてお母さんに、「お父さんがお風呂を覗かないようにしてほしい」と訴えました。しかしお母さんは「親子の間でエッチだとか、いやらしいとか、そんなことはないはずよ。そんなふうに考えるあなたの方がいやらしいわよ」と耳を貸してくれません。良美さんは、誰も守ってくれないので、悲しい気持ちになりました。

親子であっても、ひとつ屋根の下に魅力的な若い女性がいるということは、男性にとっては性的な関心が刺激されることもあります。まず自分が親であり子どもを守る立場にあるということを再認識し、娘とは適切な距離をとるようにすべきです。娘の身体を見たり触ったり、性的な冗談を口にしたり、入浴中に風呂を覗くなどということは、決してあってはいけません。お母さんも男性としての夫が、娘に性的な関心を抱く可能性があるということを十分認識し、父と娘が不適切な接点を持たないように心配りをします。

「きょうだい間の性的な加害行為に介入しない」

義隆君と朋美さんは四歳違いのきょうだいです。義隆君は一五歳、朋美さんは一一歳です。義隆君は中学三年生ですが、高校受験を控え、また友達との関係にも悩んでいて、家ではイライラと不機嫌です。また義隆君は、性的なことに関心を持ち始めました。親の目の届かないところで、朋美さんの胸に触ったり、下着を見たりしているようです。朋美さんはたまりかねてお母さんに相談しました。お母さんも戸惑いましたが、最近何を言っても、「うるせーな」と大きな声で怒鳴り、体格も自分より大きいので、お母さんは義隆君をなんとなく怖いと感じていました。妹に不適切なことをしないようになどと注意したら、ひどく怒り出すのではないかと思うと、躊躇してしまいます。そこで義隆君ではなく朋美さんに「なるべく気にしないように」と胸にしまっておくよう言いました。朋美さんは、お母さんから守ってもらえないことに、とても悲しい気持ちになりました。

きょうだい間でも性的な問題は発生します。親が状況を理解しておくことが大切です。第二次性徴を迎えた男の子が、性的なことに関心を持つのはごく自然なことであり、それ自体は健全なことです。しかし女性を大切にすることも覚えなくてはなりません。できればお父さんの協力も得ながら、叱るのではなく、女性の身体や心を大切にすることをわかってもらうように説明しましょう。

「きょうだい間の加害行為に介入しない」

英雄君と孝雄君は三歳違いのきょうだいです。お兄さんの英雄君は、いわゆるガキ大将というような元気な男の子です。いっぽう、孝雄君は思いやりがあり、やさしいタイプの男の子です。英雄君は、しばしば孝雄君を組み伏せたり、プロレスの技をかけたりします。さらに英雄君は孝雄君に「こういうことをするな」とか「おまえはダメだ」とか、「俺の言うことを聞け」などと、つねに支配的な言動をとっています。孝雄君は、お兄さんのことは大好きですが、同時に怖いと感じています。またお兄さんからいつも「おまえはダメだなあ」と見くだされているので、自分は能力がなく何をしてもだめだと感じます。学校でもおどおどして、友達からいじめられるようになってしまいました。お父さんもお母さんも、男の子のきょうだいだから、少々の乱暴は仕方ないと考えています。

きょうだいでも支配的な関係が生じることがあります。強い方が弱い方を威圧したり追いつめたり、加害行為をしたりすることがあります。それが弱い方の子どもにとって心の傷になることがあります。親の愛情が不足していると、きょうだい間で愛情を争いあい、けんかになったり、競い合ったりすることがあります。それぞれの子どもが安心して成長できるように、十分な愛情を注ぐことは必要ですが、それとともに、きょうだい間でもトラウマになるような関わり合いが起きているようであれば、話し合ったり諭したり、あるいは外部の支援を得るなど、適切に対応していく必要があります。

4 人類の負の遺産

どこにでも見受けられる不適切養育

不適切養育の例はまだまだたくさんありますが、ここまで読まれると、様子がおわかりいただけたかと思います。そして、こんなことはよくあることではないか、取り立てて不適切ではないのではないかとお思いになるかもしれません。しかし、こういった状態が長期にわたって継続すると、発達性トラウマに発展する可能性があります。もちろん親といっても完全ではありませんし、ストレスがたまっていることもあります。体調が悪いこともあるでしょう。ですからつねに理想的な対応ができるとは言えません。しかし、できるかぎり子どもに適切な対応をしてあげることは大切なことです。大体七割くらいの程度で子どもに適切な対応で接することができると、親子の絆は深まっていき、子どもの心は安定していくと言われています。[10] 絶対に理不尽なことで叱らないと決めても、そのときの気分や体調によって、つい理不尽になってしまうこともあります。もしうっかり子どもを傷つけるような言動をとってしまったら、あとできちんと謝ることも大切です。そうすることで、発達性トラウマを防ぐことも可能です。

他者からのサポートによって心の傷にならないこともある

虐待となると、例外なく圧倒的に悪影響がありますが、不適切養育の場合は、もしほかに適切な対応をしてくれる人がいると、心に深いトラウマを負うことなく成長できることもあります。たとえば、お母さんがメンタルを崩していても、お父さんがしっかりしていれば深いトラウマにならないかもしれません。あるいは、お父さんが問題を抱えていても、お母さんが愛情込めて育ててくれればなんとかバランスがとれることもあります。さらには、おじいさんやおばあさんが近くにいて助けを求めることができたり、学校の先生とのよい出会いがあり、家ではつらい思いをしていても、先生が子どもの心をよく汲んで適切に励ましたり褒めたりしながら対応してくれたことによってひどいトラウマにならずに済んだ人もいます。あるいは、近所の人がよく見ていてくれて、泣いていると慰めてくれたり、こっそりお菓子を食べさせてくれたりしたという人や、塾の先生や教会の先生から温かい心の支えを得た人もいます。

このように、親が問題を抱えていても社会的なサポートによってなんとか切り抜けられる人もいます。これは私の印象ですが、お父さんが問題を抱えていても、お母さんが愛情深く育ててくれた人は比較的傷が浅いように見えます。一方で、お父さんがしっかりしていても、お母さんが心に問題を抱えていて愛情を感じることができなかった人は、より深い心の傷を負っているように見受けられます。統計を取ったわけではありませんからあくまでも印象ですが、やはりお母さんが果たしている役割が大きいので、子どもはより大きな影響を受けてしまうのではないかと考えます。

塵も積もれば山となる

このように不適切養育では、殴る蹴るなどの暴力やレイプなどの性的加害行為を行うわけではありません。しかし、毎日毎日家の中で否定的な働きかけが行われることによって、いつのまにか自己肯定感が低くなり、自責の念を抱き、人とうまくやっていくことができなくなっていくのです。虐待はもちろん明らかに大きな傷を残します。一方で、殴る蹴るなどのようなはっきりとした虐待行為はなかったとしても、子どもの価値を下げるような暴言や精神的な暴力が継続的に行われると、子どもは心に傷を負うことが明らかになってきました。

虐待を受けたわけではなく、ちゃんとご飯も食べさせてもらい、洋服も着させてもらい、お風呂にも入れてもらい、学校や塾や習い事にも普通に行かせてもらったとしても、不適切な働きかけがあったことによって心に深い傷を負い、自分を大切にすることと、人とうまくやっていくことの両方ができなくなってしまうこともあるのです。

子どもは、「安全である」と感じさせてもらうことが必要です。お母さんや家族との関わりのなかで、「自分は安全なのだ」と感じることができると、子どもの神経系も安定して成長していきます。しかし、そこで条件付きの愛情を示されると、基本的に自分は「安全ではない」と感じてしまいます。何かができないと価値がないということは、基本的には「安全ではない」ということなのです。条件によっては自分の存在価値がなくなってしまうかもしれないからです。衣食住の安定はもちろん大切ですが、それとともに、子どもが「安全である」と感じられるように、親と子どもの間に「協働調整」が行われることが大切です。

不適切養育のことはあまり覚えていないことも多い

不適切養育の難しいところは、これが赤ちゃんのときや、非常に幼いときに体験したことだと、覚えていないことも多いという点です。赤ちゃんのときの不適切養育によって、自分に自信がなくなり、世界は怖いところだと思うようになり、人と仲良くしようと思ってもひどく気を遣ったり、小さなことで怒り出してしまったりして、うまくいかない人がいたとしましょう。でも赤ちゃんのときに自分の身に何が起きたのかは覚えていませんから、こうした自分の不器用な生き方は自分の性格のせいだと思ってしまうのです。

不適切養育と発達性トラウマは自覚しづらい

子ども時代に経済的に困窮しておらず、ある程度恵まれた生活をしていると、その家の中で不適切養育が行われていたとしても気づきにくい傾向があります。さらに、親に対して不満を持つことに罪悪感を覚え、むしろ自分を責めてしまうこともしばしば起こります。ですから、不適切養育によって発達性トラウマを抱えてしまったとしても、単に自分の性格が悪いのだと思ってしまいますし、体調が悪いのも、「生まれつき身体が弱い」などと、自分の体質のせいだと考えがちです。

最近では、本人が覚えているか否かにかかわらず、幼いときの記憶が大人になってからも大きな影響を与えるということが、次第に明らかにされてきました。そうしたことについて書かれた本も次第に出回るようになってきました。ヴァン・デア・コーク『身体はトラウマを記録する』、ラヴィーン『トラウマと記憶』、ケイン&テレール『レジリエンスを育む』など、わかりやすく書かれたものがあります。生きづらさを抱えている人がいたら、もしかしたら自分にも何か不適切養育の体験があったのかもしれない、そのために自分の行動がうまく調整できないのかもしれない、と考えてみてほしいと思います。そして、もし気づいたらぜひ行動してみるとよいと思います。

本書は、まず自分が不適切養育を受けていないかどうか、ご自身のチェックツールとして使ってもらいたいと思います。そして不適切養育が原因で発達性トラウマを抱えていて、そのために今、生きづらいのであれば、本書の後半に出てくる解決策を試してみてもらいたいと思います。

大人も疲れている

親が子どもの心に栄養を注いであげられない場合、親自身の心の栄養が足りていないのかもしれません。大人も、日々ストレスにさらされています。長時間労働や、パワハラ、モラハラ、セクハラなどの被害にあったり、逆にこうした訴えを受けないか戦々恐々としたり、大人もまた多くのストレスを抱えているのです。お父さんは疲れきっていてお母さんをねぎらうことはできないし、お母さんもママ友との付き合いや親戚付き合い、自分自身の仕事のストレスなどで疲れきっています。さらに、子どもの出来次第で特にお母さんの育て方の良し悪しを判断されてしまう傾向があるため、お母さんは外からの評価にも絶えず気を使っていることも多いでしょう。職場では細かいことに気を回し、上から目線で叱責され、通勤列車では自分の心地よいスペースを守ることもできません。心身ともに疲れきっていては、家庭でやさしくできなくても仕方ないとも言えるかもしれません。

このように社会全体が疲れきっている中から、不適切養育が始まると言ってもよいのです。ですから本書では、親を非難する意図はありません。そうではなく、どうやったら元気になれるかを探ろうとしています。

人類の負の遺産

すでにお気づきかもしれませんが、子どもに思いやりのある態度をとれない親自身が、「発達障害」や発達性トラウマを抱えている可能性があります。親が発達性トラウマを抱えている場合は、その人の親にあたるおじいさん、おばあさんの養育態度が不適切だったことが推定できます。さらには、そのまた親にあたる、ひいおじいさん、ひいおばあさんの養育態度が不適切だった可能性もあり、このように、負の連鎖が世代を超えて続いているのが現状です。私はこれを「人類の負の遺産」と呼んでいます。つまり不適切養育をしてしまう親には、不適切養育をしてしまう親がいて、またそれを遡っていくと、もっと前の世代に問題があったりします。こうした連鎖が起きていったそのさなかには、戦争、災害などさまざまな困難による、避けられない事情も影響しているかもしれません。

もう少し古い時代のことを考えてみましょう。私は歌舞伎を見るのが好きなのですが、鶴屋南北が書いた狂言に出てくる悪人は、本当に邪悪で、「自己愛性パーソナリティ障害」や、「サイコパス」と言えるような人たちです。江戸時代にもすでにこうした人たちがいたわけです。さらに、昔話にも「やさしいおじいさん」と「意地の悪いおじいさん」が出てきたりします。日本の神話にも、世界の神話にも、暴力、殺人、嘘、詐欺、不倫などさまざまな人間模様が描かれています。人間であるということは、こうした「負の遺産」を背負っているということでもあるのかもしれません。

不適切養育をするつもりがなくても、こうした生きる上での苦しみのために、その憂さ晴らしをするかのように自分の子どもに八つ当たりしてしまうということもあります。それぞれ、無理からぬ事情があったのだろうと推測されます。ただ、そうはいっても、どこかでそれをストップしないと、トラウマを次世代に垂れ流すことになってしまいます。そうすると、「人類の負の遺産」は、さらに利子がついて、雪だるま式に大きくなっていってしまいます。私のところにセッションを受けに来るクライアントたちも、大変な努力をしながら、この負の遺産を自分の世代でストップしようとしています。

5　トラウマは身体に刻み付けられる

身体で覚える「手続き記憶」

不適切養育が代々にわたって繰り返されてしまうと書きました。どこかで誰かが気づいて、我が身を振り返り、発達性トラウマを解放して、次世代に悪影響が及ぶのを止めることができなかったのか、という疑問がわくかもしれません。なかには大変な思いをして自分が生きるベクトルを変えることに成功した人もいるかもしれませんが、それはなかなか難しいことです。なぜなら、トラウマの体験というのは、身体の中に刻み付けられてしまうからです。

あなたは自転車に乗れますか？　自転車の乗り方を言葉で説明することはできますか？　まず左側の足をペダルに乗せて、少し勢いをつけて右足で地面を蹴ってから、バランスをとりながらさっとまたがる、とでも言ったらよいでしょうか。ここで「バランスをとりながら」と書きましたが、どのようにバランスをとればいいのでしょうか？　バランスをとるとはどういうことか、言葉で説明できますか？

　このように身体を使ってする動作について言葉で説明することはとても難しいですね。先ほどトラウマが身体に刻まれると述べました。トラウマが身体に刻まれる方法と自転車の乗り方とは、ある意味、同じであると言ってもいいのです。

　自転車の乗り方は言葉では説明できないけれど、いざ乗ろうとすれば、なんとなく身体が自然に動いてしまうわけです。こんなふうに、自然に身体で覚えているものはたくさんあります。自転車の乗り方や、スキーやスケート、さまざまなスポーツ、ダンスなども、こうした身体で覚えるものと言えるでしょう。私も幼い頃から日本舞踊を習っていますが、三味線の曲がかかると、六歳の頃に覚えたものでも、身体が振りを覚えていて、なんとなく自然に手足が動きます。こんなふうに、五〇年以上も前に覚えた振付が、身体のどこかに記憶されているというのはおもしろいですね。この「言葉ではうまく説明できない記憶」というのは、専門的には「手続き記憶」と呼ばれています。

　これとは反対に、いつどこで何をしたか、といった記憶は「宣言的記憶」と言われます。たとえば、「小学校六年生のときに千葉の海に連れていってもらい、そこで海水浴をしたあと、夕方になってスイカ割りをして、お父さん、お母さん、妹と一緒においしいスイカを食べた」というような、具体的な記憶です。記憶のことを詳しく説明するととても専門的な内容になってしまうので省略しますが、詳しいことを知りたい人は、『トラウマと記憶』を読まれるとよいでしょう。

ここで覚えておきたいのは、自転車に乗る方法を覚えるようなものは、「手続き記憶」だということです。トラウマも「手続き記憶」として記憶されます。[11] トラウマを被ると、いつどこで誰が何をしたということは、あまりはっきりと覚えていなくても、身体に明確な反応が出ます。同じような状況に直面すると、とっさに身体が硬くなったり、飛びすさったり、自分でも予期しないような行動に出てしまうことがあります。

たとえば、A君は二歳のときに海に行きました。そして、子ども用のビニールボートに乗って遊んでいたときにボートから海中に転落し、もがいても足がつかず、塩辛い海水でむせてとても苦しかった、という体験をしました。しかしA君は大きくなるにつれて、二歳のときに海に行ったこともボートから落ちたことも忘れてしまいました。そんなA君が大学に入り、夏休みに友達とみんなで高原の湖でボートに乗ったときのことです。A君は、ボートが風で揺れただけで突然とても怖くなり、ボートの縁にしがみついて「勘弁してくれ、早く岸に戻してくれ」と叫んでしまいました。友達は笑い出し、この程度のことで何が怖いのだろうと不思議がられました。A君自身、何が起きているのかよくわかりません。せっかく夏の休暇を楽しもうと思ったのに、怖がり屋でカッコ悪いというイメージを皆に与えてしまっただろうなあとがっかりしながら家に帰り、お母さんに体験したことを報告しました。するとお母さんは、「もしかすると二歳のときに海で溺れたことがトラウマになってるのかしらね」と言うのです。A君は、そのとき初めて、自分はボートに乗っていて転落し、怖い思いをしたことがあるのだ、と知ります。

このように「いつどこで誰が何をした」ということは忘れてしまったとしても、身体が自然に反応してしまうことがあります。はっきりとした出来事の記憶はなくても、「手続き記憶」に刻まれた記憶は、強烈な影響を与えることがあります。またその「手続き記憶」は忘れようと思っても忘れることができません。A君も、ボートが怖いという記憶を消そうと思っても消せないのです。

自転車の乗り方を忘れることはできない

想像してみてください。あなたはもうこの先、自転車に乗ることはほぼないと考えられます。そこで、「では、今から自転車の乗り方は忘れてしまおう」と決意したとします。さて、忘れることはできるでしょうか？　私は先日、二〇年ぶりに自転車に乗りました。知人の家に遊びに行ったときに、買ってきてほしいものがあるけれども、店が遠いので、自転車で行ってきてくれないかと頼まれたのです。自転車に最後に乗ったのはいつだろうと考えてみると、おそらく二〇年くらいは乗っていなかったようです。でもハンドルを握ってペダルに足をかけたら、自然にこぎ出すことができました。こういった身体に刻まれた記憶は、忘れようと思っても忘れることができないのです。ですから、「今から自転車に乗る方法を忘れよう」とか、「ボートから落ちたことを忘れよう」と思っても忘れることはできません。

トラウマが厄介なのもここから来ています。たとえば子どものときに不適切養育を受けた人が大人になり仕事を持ち、自分の稼いだお金で生活していけるところまで来たとします。基本的に自立していて、自由なはずです。それなのに、お母さんとよく似た人と出会うと緊張したり、お父さんに似た人が怒っている姿を見ると怖くなったりします。あるいは自分のお給料なのに、使うことに罪悪感を感じたり、気がとがめて親元を離れることができなかったり、自分の未来に向かってさわやかに羽ばたくことができません。いくら頭では「もう自分は大人なのだ」「大丈夫なのだ」と思っていても、こうした身体的な反応を止めることは難しいのです。カウンセリングを受けて、心理カウンセラーから、「あなたの認知は歪んでいますね。もうあなたは大人なんですよ。怖がるのをやめましょう」と言われ、あなたも「わかりました。努力してみます」と答えたとしても、やはり自転車の乗り方を忘れることができないように、身体に刻まれた記憶を消し去ることはできないのです。

トラウマとは？

トラウマとは、「心的外傷」のことです。トラウマを受けると、心身ともに今まで通りの健やかな機能が果たせなくなってしまいます。トラウマになるような出来事は多岐にわたります。なにか恐ろしい体験や衝撃を受けるような体験、日常的にいやなことを繰り返し体験することも入ります。

トラウマには事故や自然災害、暴力や犯罪の犠牲になる、性的な加害行為に遭うなどの、身体の安全が脅かされ、命の危険を感じるといった非常に強い衝撃によって生じると考えられています。一方で不適切養育は毎日じわじわと起きた体験が、塵も積もって山となり、強烈な「手続き記憶」となってその人を支配するようになっていきます。

子どもの頃、親などから繰り返し暴言や暴力を受けた、たびたび性的な接触をされた、食事などの必要な世話を受けられないネグレクトがあった、家族の誰かが殴られたりするのを繰り返し見るという面前DVがあった、養育者が頻繁に変わった、家庭や学校で繰り返しいじめの被害にあった、長期にわたる入院などでの養育者の不在、子ども時代の自身の長期にわたる入院や痛みを伴う医療措置などもトラウマの原因になり得ます。本書で述べている発達性トラウマが、まさにこれに当たります。

トラウマを思い出すとつらいので、人は思い出すきっかけになりそうなことを避けることがあります。あるいはそのトラウマに関連するようなことすべてを避ける傾向があります。そうすると、できること、行ける場所、付き合う人などが大きく制限されてしまいます。

過剰に緊張したり警戒したりしているので、眠れない、食べられない、食べ過ぎてしまうなど、心身に不調が生じることもあります。また、フラッシュバックと言われる生々しい体験の記憶がそのままよみがえることがあります。先に挙げたA君のボートの例のように、身体が勝手に反応してしまうこともあり、理性でコントロールしようとしてもなかなかできないために、自信を失ったり、逆にキレて感情的になったりしてしまうこともあります。また、自分の気持ちがわからなかったり、感情が抑えられなかったり、自分や世界を否定的に捉えたり、安定的な人間関係が結べなかったり、死にたいとか、消えたいといった気持ちにたびたび襲われたりすることもあります。

このように、トラウマを抱えるというのは、健康で幸せな生活を送ることを大変難しくしてしまいます。

身体に刻み付けられたものの解放は身体から

トラウマや、苦しい記憶というのは身体の中に刻み付けられます。ですから、やはり身体からこうしたつらさを解放していくことが必要なのです。この身体からのアプローチを英語の言葉を使って「ソマティック（Somatic）」なアプローチと呼びたいと思います。「ソマティック」とは「身体の」という意味です。本書は特に後半の解決策のところで「ソマティック」なアプローチについて、具体的な例を挙げています。

第2部　神経系とポリヴェーガル理論

6 ポリヴェーガル理論を理解する

ポリヴェーガル理論からわかってくること

では、なぜこうしたつらい記憶は、理性ではなく身体の中に刻み付けられるのでしょうか。ここから少し詳しく神経系の話をしていきたいと思います。

人間の身体は、芸術作品のようによくできています。いろいろな機能をもった部位がそれぞれ絶妙なバランスでお互いに働きかけあって、私たちの生命活動や健康を支えているのです。そのなかで、主に情報を伝達してくれるのが神経系です。先ほど、私はなぜ自分の心が苦しいのか、身体の具合が悪いのか、ポリヴェーガル理論に出会ったときにその答えがすべてわかったと書きました。そこで少し専門的な話になりますが、ポリヴェーガル理論[12]を簡単に説明したいと思います。さらに詳しいことは『ポリヴェーガル理論入門』をお読みください。

二〇世紀の終わり頃から二一世紀の初めにかけて行動神経学者のS・W・ポージェス博士は、

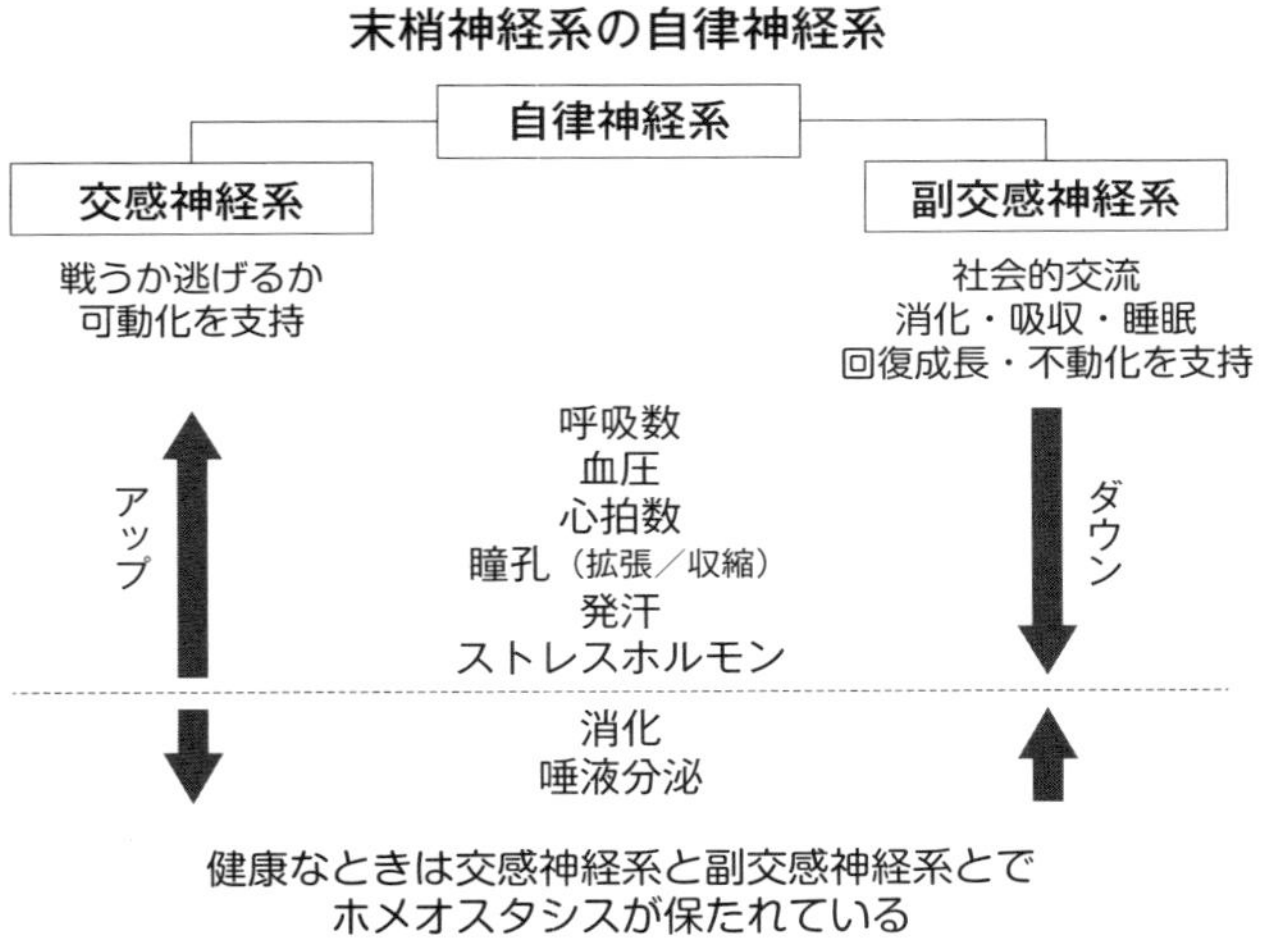

ポリヴェーガル理論を提唱しました。「ポリ」は「複数の（poly）」、「ヴェーガル」は「迷走神経（vagus）」という意味です。つまり「複数の迷走神経」ということになります。

自律神経系には、交感神経系と副交感神経系があるというのを聞いたことがあると思います。交感神経系は、私たちが活動するときに特に優位になる神経です。仕事をしたり、スポーツを楽しんだり、あるいは危険が迫ったときに素早く逃げたり、相手と戦ったりするためには、この交感神経系の働きが必要です。一方で、副交感神経系は、リラックスしたり、食べたものを消化したり、眠ったりするために使われると言われています。そして、交感神経系が活発に動いているときは副交感神経系は穏やかであり、副交感神経系が優位であると交感神経系は穏やかに作用していると言われています。つまり、

ヒトの神経系

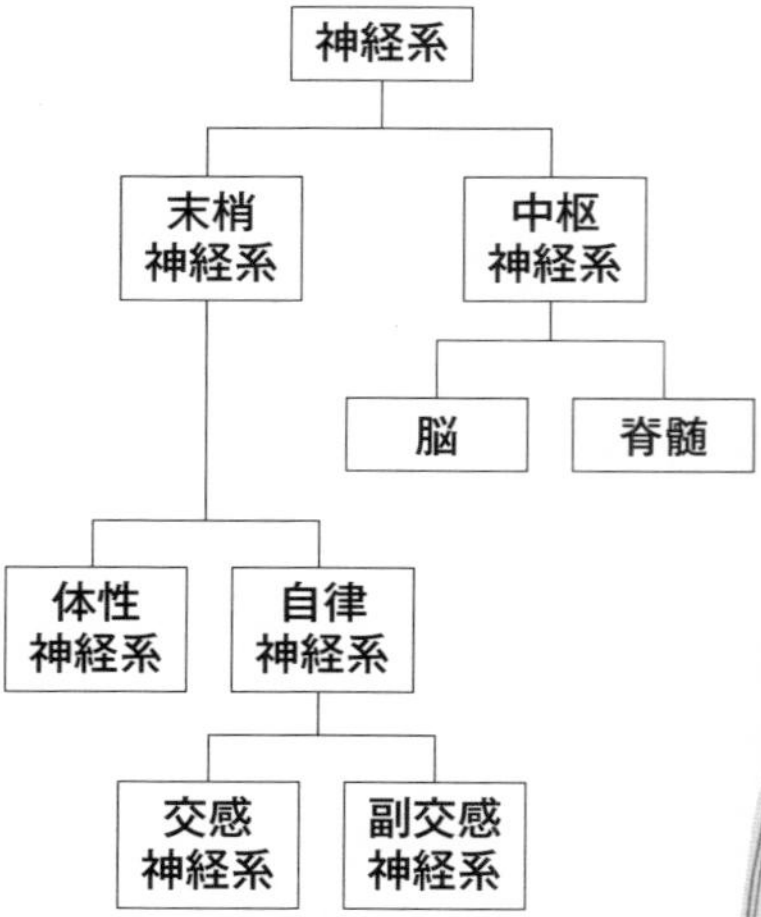
神経系
末梢神経系
中枢神経系
脳
脊髄
体性神経系
自律神経系
交感神経系
副交感神経系

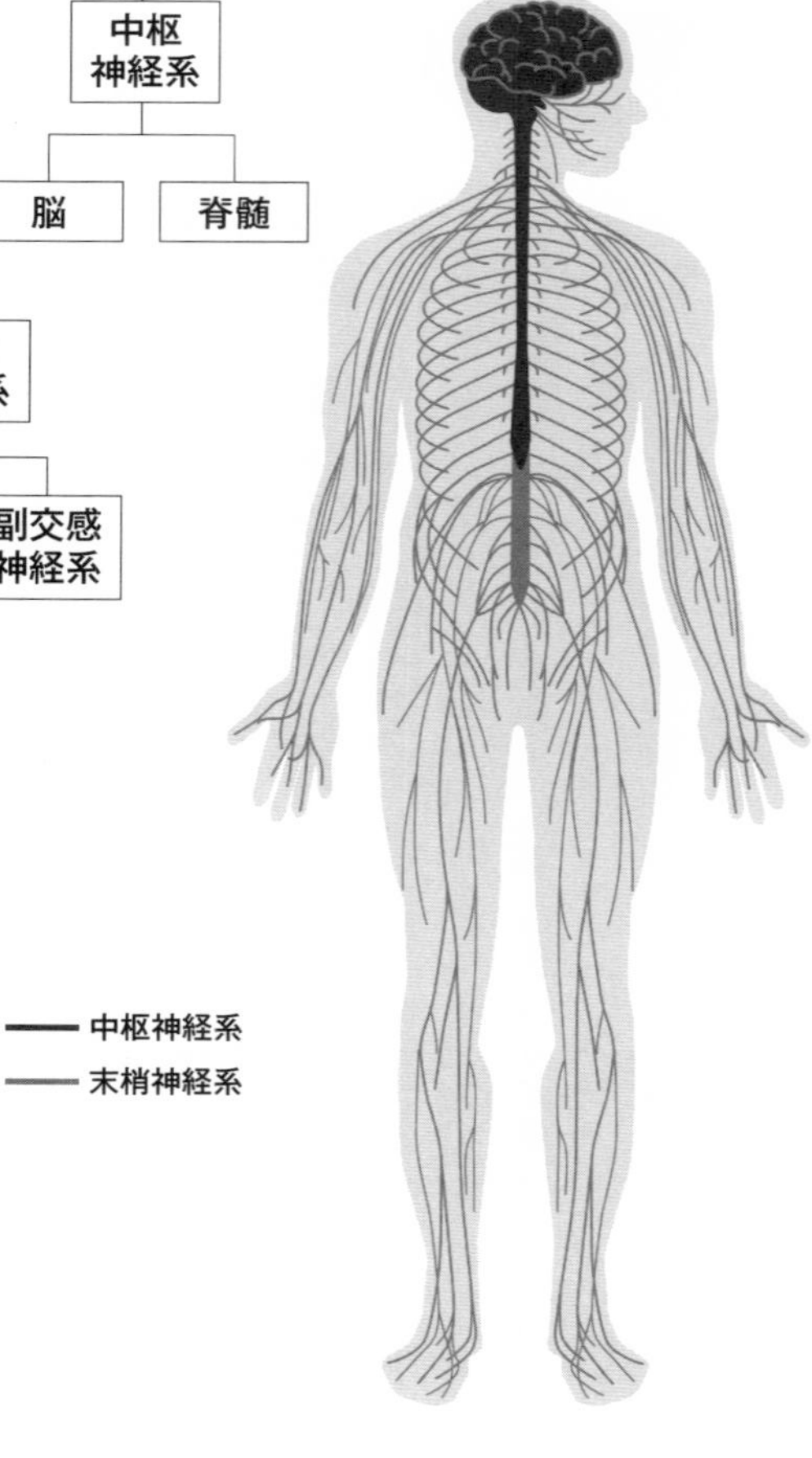
中枢神経系
末梢神経系

自律神経系の働きの概略図

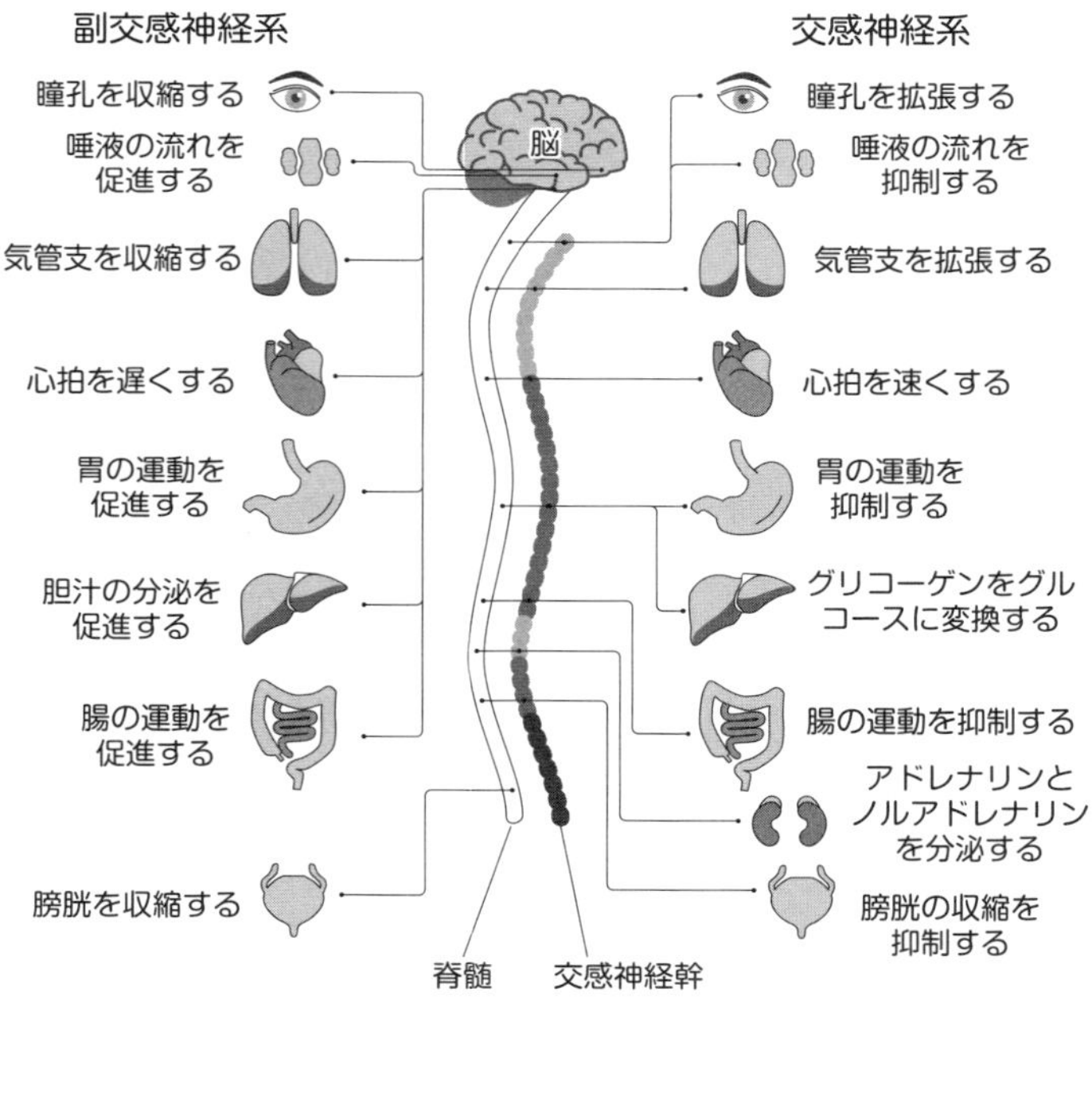
副交感神経系
交感神経系
瞳孔を収縮する
唾液の流れを促進する
気管支を収縮する
心拍を遅くする
胃の運動を促進する
胆汁の分泌を促進する
腸の運動を促進する
膀胱を収縮する
脳
瞳孔を拡張する
唾液の流れを抑制する
気管支を拡張する
心拍を速くする
胃の運動を抑制する
グリコーゲンをグルコースに変換する
腸の運動を抑制する
アドレナリンとノルアドレナリンを分泌する
膀胱の収縮を抑制する
脊髄
交感神経幹

お互いが相互補完的に働いていると考えられてきました。

副交感神経系はリラックスしたり、消化吸収を行ったり、眠るのをサポートしたりする働きがあると考えられていたため、どちらかと言うと、副交感神経系は身体によい、というイメージがあります。

副交感神経系の新しい理解

そのようななか、ポージェス博士は新生児の無呼吸に注目しました。赤ちゃんの呼吸が突然止まってしまうと命に関わりますので、これは大変なことです。ポージェス博士は、本来なら消化や休息のために必要な副交感神経系が赤ちゃんの無呼吸にも関わっているということを発見したのです。本当だったら、私たちをゆったりと幸せな気分にしてくれるはずの副交感神経系が赤ちゃんの命を奪うことにも関与しているというのは矛盾している、とポージェス博士は考えました。そこで博士は、副交感神経系に二つの働きがあるという点に注目しました。一つは、今までにもよく知られていたように消化やリラックスを促進する働きです。もう一つは、危機に瀕したときに、呼吸や心拍を極端に遅くする、いわゆるシャットダウンを起こさせる働きです。

さらにポージェス博士は、哺乳類の副交感神経系のなかに、より進化した迷走神経があることを発見しました。消化や休息を司る迷走神経と、それとは別に、哺乳類だけが持っていて、仲間と関わることを促進する迷走神経があるということを発見したのです。消化や休息を司る迷走神経は、脳幹の背中側からスタートしていることから、ポージェス博士はこれを「背側迷走神経系」と名付けました。そして仲間と交わることを促進する副交感神経は脳幹のもう少し前側、つまりお腹の側からスタートしていることから「腹側迷走神経系」と名付けました。専門的には、**背側迷走神経複合体**、**腹側迷走神経複合体**と呼ばれますが、ここは簡単に、背側迷走神経系と腹側迷走神経系という表現で統一します。

神経系の進化の歴史

神経系は進化のなかで変化してきました。まず、古い生物に備わっているのが背側迷走神経系です。深海魚を想像してみてください。ゆっくりと口を開けたり閉じたりしながら呼吸しています。このように背側迷走神経系はあまり酸素を使わなくてもよいように、すべての動きがゆっくりとしていると考えてよいでしょう。敵が近づいてきたときは、身を潜め、シャットダウンします。酸素をあまり使わないことで身を守る、とても原始的な防衛反応です。

その後、生物は進化を遂げ、比較的浅い水深の海を素早く泳ぐようになっていきました。このときに交感神経系ができてきました。背側迷走神経系しかなかったときは、生き物は、じっとしていること、酸素をあまり使わないことで、危機を生き延びてきました。交感神経系が備わってくると、もっと素早く身体を動かすことができるようになります。ですから危険に見舞われたときは、逃げたり戦ったりして身を守ることができるようになりました。

さらに、哺乳類特有の神経系の進化が起こります。哺乳類になると、腹側迷走神経系ができてきます。哺乳類はご存じのように、お母さんが赤ちゃんにおっぱいを飲ませて育てます。ですから、お母さんと赤ちゃんの間にはとても深い絆が形成されていきます。お母さんは赤ちゃんをかわいいと思い、赤ちゃんはお母さんを慕います。お母さんは赤ちゃんの言葉にならない声を聞いて、どうしてほしいのかを理解します。

哺乳類のなかでも、特にヒトは、細やかな交流を繰り返すことで、とても複雑な神経系が備わっていったのです。ヒトは、声の質を聞き分けたり、表情を見分けたりしながら社会的な交流をするようになりました。したがって、この腹側迷走神経系は、**社会交流システム**を支えるとも言われています。社会交流システムとは、人や社会と関わることを支える、身体に備わったシステムです。腹側迷走神経系は、声を出したり、表情をつくったり、相手の声を聴き分けたり、心臓の働きを穏やかにして、攻撃性を抑え、仲間と仲良くできるようにする働きを持っています。表情一つとっても、ヒトはいろいろな表し方ができます。でも、ニコニコしているトカゲを見たことはありません。腹側迷走神経系も表情筋も発達していないトカゲは無表情ですが、腹側迷走神経系が発達しているヒトは、さまざまな表情や声の韻律を使い分けることができるのです。

社会交流システムの腹側迷走神経系

ヒトでは、特にこの腹側迷走神経系の働きが大切になりました。人類の祖先の脳が大きくなり始めたのは二〇万年前頃と言われています。火や道具を使ったり、おいしい果物がなっている場所を記憶したり、獲物の足跡を見分けて追跡したり、仲間と情報を交換するために、音声から次第に言語を発達させ、生きるために工夫をしていくうちに、脳が発達したと考えられます。

また、脳が発達すればより栄養価の高い食べ物を手に入れることが可能になり、そのためにまた脳の容量を大きくする余裕が出てきたのでしょう。脳が大きくなるのと並行して、脳を包んでいる頭蓋骨も大きくなっていったと考えられています。生まれてくる赤ちゃんも、次第に頭が大きくなっていったわけですが、あまり頭が大きいとお母さんの産道を通って出てくることができません。ですから、ヒトの赤ちゃんは、頭があまり大きくならないうちに、未熟な状態で生まれてくるようになりました。

脳はたくさんのエネルギーを必要としますが、特に生まれてすぐの一年間は多くの栄養が必要です。赤ちゃんは未熟な状態で生まれてきますから、すぐに肉を噛み砕いて食べることもできません。さらに赤ちゃんは自分で立って戦ったり逃げたりすることもできません。すなわち、誰かが赤ちゃんのために、たくさんの栄養が取れるように食べ物を細かく噛み砕いたりして与え、危険から守り、付きっきりで面倒を見なければならないのです。こうなると、母親一人だけで赤ちゃんの面倒を見ることは難しくなっていきました。

また、人類は比較的安全だったジャングルを出てサバンナで暮らすようになりました。サバンナから出た理由は、新天地を求めたからとか、森林が減少したから、など諸説があります。いずれにしても、サバンナで生活するようになると、肉食獣に襲われる危険がぐっと高まりました。自分で自分の身を守ることができない赤ちゃんは、弱い存在です。肉食獣に食べられてしまうことも多く、死亡率も高かったと考えられます。ということは、子孫を残していくためには、育てるのに手間のかかる赤ちゃんを、何人も産まなければならなかったのです。そこで人類は集団で子育てをしたと言われています。このように人類は集団をつくって生きていくことで子孫を残していきました。

ですから、集団のなかでお互いの気持ちを伝えあったり、必要なことを伝えあうなどのコミュニケーションをとりながら暮らしていくことが生き残りのためには不可欠だったのです。このようななかで、人類は社会的な交流をするための腹側迷走神経系を発達させていきました。

腹側迷走神経系は、表情や声、音を聞き分けるといった耳の機能（聴覚）にも影響を与えています。また、腹側迷走神経系は心臓にもつながっています。そして、とても絶妙なブレーキを効かせながら、交感神経系の働きによる興奮を抑え、言葉を話したり、人とつながったりすることができるように心臓の働きを上手に調整しています。つまり、激しい感情に流されずに、コミュニケーションによって問題を解決することが可能になるように、神経系が発達していったのです。

「安全と絆」の神経系

　では、この神経系に関する知識をもう一度おさらいしてみましょう。進化からいって一番古くから備わっている神経系は副交感神経の一部である背側迷走神経系で、消化やリラックスを司っています。この神経はマイルドに働いているときは消化やリラックスを行いますが、危機に瀕したときは急ブレーキをかけるように呼吸や心臓の働きを遅くし、〈**凍りつき**〉やシャットダウンを引き起こします。次に発達していったのが交感神経系で、活動を司っています。戦うか逃げるかの反応をするための神経でもあります。危険な肉食獣に襲われたときは逃げること、おいしそうな獲物がいるときは、力を出して仕留めることなど、栄養価の高い食べ物を得て、生き残るためにも、交感神経系はとても大切でした。最後に、哺乳類だけに発達していったのが副交感神経のもう一つの枝である腹側迷走神経系です。この腹側迷走神経系は、仲間とつながり、安全に気持ちよく暮らしていくためのものです。

　もう少し簡単に言うと、生き物は、初めは、あまりたくさんの酸素を使わなくてもよく、困ったときは死んだふりをしてやり過ごすという、不器用な神経系である背側迷走神経系を発達させました。次に、素早く逃げたり戦ったりして身を守ることができるように、交感神経系を発達させました。最後に、哺乳類が出現してから、周りにいる仲間とうまく協力し、お互いに気持ちよく幸せに暮らしていくために、攻撃的な交感神経系を調整し、人とうまくやっていくことができるという役割を持っている腹側迷走神経系を発達させました。

サルは、仲間とともにエサを食べながら、キャッキャッと鳴き声を交わし合います。人間の女の子たちも、どうしても伝え合わなくてはならないことではなく、どちらかというと他愛のないおしゃべりをしてキャッキャッと声を交わし合います。「うそ〜」「え、まぢ〜」「やだ〜」「笑える〜」などという言葉に、それほど重要な意味はありません。しかし、これは腹側迷走神経系を使いながら、お互いに、「私たちは仲間だね」「敵意はないよ」「今は安全だね」と確認し合っているのです。

腹側迷走神経系は、お互いに「安全である」という「合図」を出し合うように働きますし、また、「安全である」と感じるときに、さらに活発に働くようになります。安全と絆は、哺乳類が健康を維持しながら生きていくために絶対に必要なもので、腹側迷走神経系は、「安全と絆」の神経系と言っても過言ではありません。

〈凍りつき〉とは？

ではここで、〈シャットダウン〉あるいは〈凍りつき〉について少し説明しておきます。命の危機に瀕して神経系のなかでも背側迷走神経系が極端に優位になるとシャットダウンあるいは凍りつきの状態になります。こういうときは感情があまり感じられず、痛みも感じられなくなります。まるで走馬灯のようにイメージが浮かんだり、遠くで何かが起きているように感じたりするとも言われます。あるいは、命の危機に瀕している自分を別のところから眺めているような気分だったとあとで話してくれる人もいます。

これは肉食獣に食べられてしまう運命だった動物にとって、究極的には助けになるものです。もう助からない状況になったときに、痛みや恐怖を感じる代わりに、静かに最期を迎えることができます。また、肉食獣は動かなくなってしまった獲物に興味を失うことがあります。死んだ動物の肉を食べると病気になってしまうかもしれないので、獲物がピクピクと動いているとき、あるいは逃れようとしてもがいているときはおいしそうだと思うのですが、獲物がぐったりと動かなくなってしまうと、もしかするとこれを食べると危険なのではないかと本能的に感じて、その場を立ち去ってしまったりします。そうすると、絶体絶命の動物は、しばらくすると息を吹き返し、身体を震わせて余計な交感神経系の興奮を身体の外に放出し、一目散に安全な場所へ逃げていきます。このように凍りつきに入るということは苦しみなく死んでいくことが可能になるとともに、もしかすると奇跡的に助かる可能性も高まるのです。これは大自然が与えてくれた恵みとも言えます。

ニューロセプションとは？

ポージェス博士は、私たちはつねに周囲の状況が安全か否かを感じ取り、判断していると論じています。博士はこの仕組みを、neuro（神経の）＋ception（受容）で、〈**ニューロセプション**〉と名付けました。[12]

これは、私たちは意識せずにつねに行っていることだと言います。たとえば、通りを渡る際に、信号が青なので横断歩道を渡り始めました。この場合は目に見える情報をもとにして「今は安全である」と判断したことになります。しかし歩き出そうとしたその瞬間、ハッとして後ろに下がったとします。すると、すぐ目の前のすれすれのところを、後ろから来た自転車がすごいスピードで走り去っていきました。これは、目には見えない、気配で危険を察知したことになります。この、「何となく身体全体で感じるもの」が〈ニューロセプション〉であり、ニューロセプションは、意識を介さず、とっさに身を引くという危険回避、つまりこの場合は「逃走」の反応を起こさせたのです。

このように、ニューロセプションは、周囲の様子を察知するとともに、反応を選択します。安全であり、社会的交流ができるのか、闘ったり逃げたりした方がいいのか、あるいは、生命の危険が迫っているから凍りついた方がいいのかを、「考え」を通さずに選択していくのです。

また、内臓からの感覚もニューロセプションに影響を与えています。私たちは「ハラのムシがおさまらない」とか、「腑に落ちる」など、内臓感覚を表す表現を使います。これも、ニューロセプションと言ってよいでしょう。

ニューロセプションの発達の仕方は、その人の健康状態をはじめ、今までどのような人生を歩んできたかによっても、大きく異なります。たとえば、子どもの頃、安心して育った人は、ニューロセプションの発達も円満で、適切に安全と危険を見分けることができる可能性があります。人のよいところを探して上手に仲良くなることができるのと同時に、危険信号も適切にキャッチして、トラブルに巻き込まれるのを未然に防ぐことができると言えます。

いっぽう、子どもの頃に、親の気分がいつ変わるのか予測できず、顔色を見ながらビクビクしていた人は、ニューロセプションが円満に発達しておらず、つねに危険信号ばかりを探すようになる傾向があります。そして、ちょっとした刺激にも過敏に反応し、人の悪いところを探して、きっとトラブルになるに違いないと過剰に用心したり、逆に、どんな人にも無分別になついてしまい、親しくなってはいけないような人に深入りして、トラブルになったりする可能性もあります。

あとの章で詳しく述べますが、発達性トラウマを持つ人は、ニューロセプションがつねに危険を察知するように働いていて、〈**闘争／逃走反応**〉や、〈凍りつき〉を選択するように働きやすいとされています。[13] ここでは、私たちの反応の多くは、意思で決めているのではなく、ニューロセプションによって決定づけられていること、そして、そのニューロセプションは、どんなふうに育ったかによって大きな影響を受ける、ということを覚えておきましょう。

7　トラウマとポリヴェーガル理論

なぜ人間はPTSDになるのか？

　大自然のなかで生きている動物は、このような〈凍りつき〉から自然に抜け出すと言われています。たとえば、ライオンに捕らえられたシマウマが凍りつきに入り、ライオンが興味を失いその場を離れていったとしましょう。辛くも一命を取り留めたシマウマは、少したって息を吹き返すとその場から一目散に逃げ、しばらく身体を震わせると、何事もなかったかのようにまた草を食べ始めます。シマウマは人間のようには脳が複雑に発達していませんので、「身体を震わせるなんて恥ずかしい」と感じたり、「ライオンにまた追いかけられたらどうしよう」と未来を予想して不安になったりすることがないため、すばやく健やかさを取り戻すことができると言われています。しかし、人間はそう簡単にはいきません。

　人間の脳は高度に発達しています。それは私たちを幸せにしてくれるたくさんの恩恵をもたらしました。一方で、命の危険にさらされたときにはPTSDという厄介な副産物をもたらすようにもなったのです。PTSDの状態に陥ると、神経系がつねに警戒している状態になります。どんな小さな音を聞いても、「あのときに攻撃されたのと同じ状態ではないか」と考えて飛び上がり、怖がるようになります。神経系の常時警戒モードが解かれることがないため、食欲や睡眠、生殖能力などにも影響を及ぼします。

不適切養育でもPTSDになる

不適切養育でも同じような状態になることがあります。もう自分は大人なのに、それでもお母さんから何かを言いつけられると逆らうことができなかったり、あるいは、お父さんによく似た上司から叱責されると、自分には生きている価値がないとさえ感じられ、深刻に落ち込んでしまったりします。危険は去ったのにも関わらず、今でもその危険な状態が続いていると神経系が勘違いしている状態になってしまうのです。

あるいは、〈凍りつき〉がいつまでも続いている人もいます。一見勉強や仕事をそつなくこなしているように見えても、感情的な面で深い凍りつきに入っている人もいます。こういった人は生きている意味が感じられず、楽しみや喜びを感じることが難しいと言います。いったん凍りつきに入ってしまうと、私たちは進化した複雑な神経系を持っているがために、かえって凍りつきから出てこられなくなってしまうのです。

このように、不適切養育によってＰＴＳＤ状態になっている場合、発達性トラウマを抱えているると言えます。心身や行動に問題のある症状が出てしまっているときは、専門的には「発達性トラウマ障害」と言います。こうした神経系の誤作動については、ソマティックなアプローチが有効と言われています。詳しいことは、後半で詳しく説明をしていきます。

危険に対応する順番が決まっている

さて、このポリヴェーガル理論のなかで、ポージェス博士は興味深いことを言っています。私たちが危機に瀕したときは、私たちは進化とは逆向きに反応していくというのです。つまり、危険にさらされたときにまず人間は、一番新しくできた腹側迷走神経系を使って、話し合いや社会的な解決で危険を回避しようとします。それがうまくいかないと、次に交感神経系を使って戦うか逃げるかという反応をします。しかし、相手が強すぎたり、あるいは攻撃が突然であったりしたときには、対処することができません。そこで最終的に、進化のなかでは一番古い背側迷走神経系を使って「凍りつく」というわけです。

腹側迷走神経系は、いわゆる空気を読むための神経系でもあります。相手のちょっとした表情やしぐさや声の調子などから相手がどのように感じているのか、そして自分がどのような態度を示したらよいのかを判断するのです。これは、人と暮らしていくためにとても大切なスキルです。

腹側迷走神経系は生まれたときに、すでに十分に発達しているわけではありません。妊娠七か月頃から腹側迷走神経系が次第に発達し、生後半年の間にもっとも発達すると言われています。しかし、本当に十分に発達するには二五歳ぐらいまでかかると言われています。腹側迷走神経系が十分に機能するようになるためには長い年月がかかるというわけです。では、この腹側迷走神経系の発達を促すにはどうしたらよいのでしょうか。

赤ちゃんには、消化や休息をするための背側迷走神経系と、泣いたりおっぱいを欲しがったりするための交感神経系が備わっています。しかし、腹側迷走神経系は未熟な状態です。この未熟な腹側迷走神経系を成熟させていくためには、よく発達した腹側迷走神経系を持った大人が、あやしたり話しかけたりして、面倒を見てあげることが必要だと言われています。[13]

親が、赤ちゃんが泣いたときに腹を立ててしまったり、混乱したりしてしまうと、赤ちゃんは人とつながりたいという欲求を満たすことができません。そうすると赤ちゃんは、腹側迷走神経系を発達させていくことができなくなってしまいます。また、赤ちゃんにご飯を食べさせたり、洋服を着せたりと面倒を見ても、それだけで腹側迷走神経系が発達していくわけではありません。目と目を合わせたり、にっこりしたり、やさしい声で話しかけたり、子守歌を歌ってあげたり、赤ちゃんが声を出したらそれに合わせて答えてあげたり、月齢に見合った遊びを一緒にしてあげたりすることによって腹側迷走神経系は発達していくのです。

安全・危険・生命の危機と自律神経系の状態

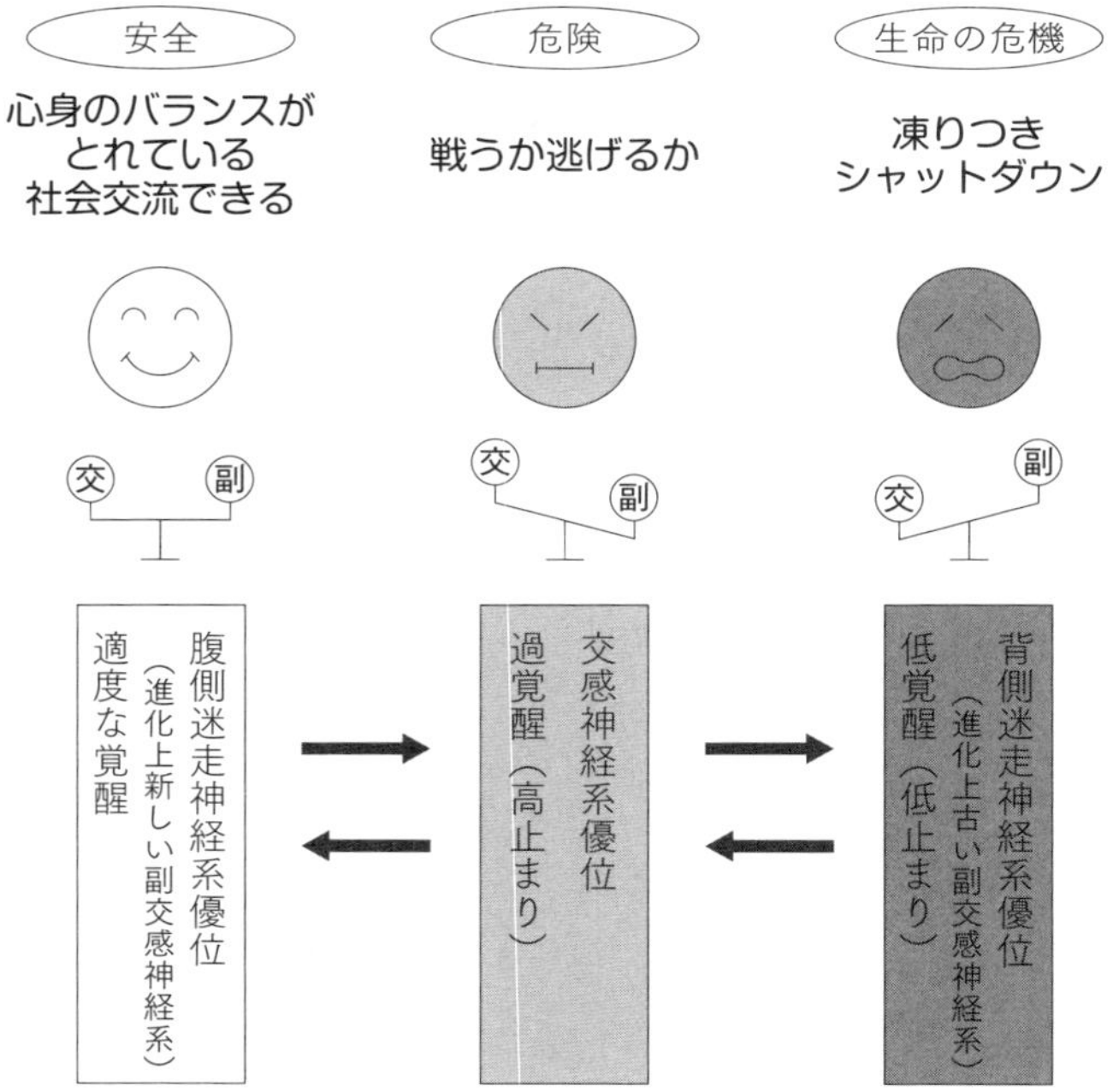

※㊋：交感神経系　㊅：副交感神経系

もし、このときに適切な関わり合いがないと、どうなってしまうのでしょうか。次章で詳しく説明していきます。

8　ポリヴェーガル理論と発達性トラウマ

赤ちゃんの神経系が健やかに育つためには？

『レジリエンスを育む』のなかで、こうした母子の温かい関わり合いを持たなかった人の神経系がどのように発達していくのかが説明されています。

赤ちゃんが泣いていたら、親はおしめが濡れていないか、おっぱいが欲しいのかなど、いろいろと考えて赤ちゃんの要求を満たしてあげます。また、にっこりと話しかけたり、やさしい声で子守歌を歌ったりして赤ちゃんの不安を鎮めてあげます。そうすると赤ちゃんはなんとなく、「ここはいいところだ」、「自分は歓迎されている」、つまり「自分は『安全である』」と感じることができるのです。

もし、泣いても誰も来てくれなかったり、濡れて冷たく気持ちの悪いおしめをずっとしていなければならなかったり、お腹が空いたままで放置されたりしたら、赤ちゃんはなんとなく、「ここはいやなところだ」と感じます。声をあげてこちらを向いてほしいと求めても、親が無表情だったり、赤ちゃんを無視したりするような状態では、赤ちゃんは「自分は歓迎されていない」、「安全ではない」と感じてしまいます。これらは、先ほども説明したニューロセプションで感じることなので、身体全体を通した感覚と言ってもよいでしょう。

交感神経系によって、「泣く」という「合図」を出しても状況が改善しないと、交感神経系による解決策は失敗します。そうすると、さらに古い神経系を使うことになります。要するに赤ちゃんは背側迷走神経系を使った〈凍りつき〉反応に入っていくと言われます。背側迷走神経が優位な状態では、消化にも支障が出ますので、栄養を取り入れて健康な身体をつくることが難しくなる可能性もありますし、無気力やうつ状態に陥る可能性もあります。また、赤ちゃんに適切に応答しなかったり、虐待が行われたりした場合には、脳の成長にも影響が出ることが知られています。[14]

赤ちゃんは、交感神経系を使って身体を動かすこと、つまり、不適切な環境からどこか別のところへ逃げることや、言葉で「止めてほしい」と伝えることはできません。まだ歩けませんし、言葉も話せません。何より、自分に何が起きているのかもよく理解できない段階です。ですから、恐ろしい音や声が聞こえたりして、不安を感じているのに誰も助けに来てくれないときは、赤ちゃんは「凍りつく」しか選択肢がないのです。子どものときによく親から、やさしい言葉であやしてもらい、安心させてもらうといった〈協働調整〉をしてもらわなかった人は、成長してからも〈凍りつき〉に入りやすくなるのはそのためだと言われています。

不適切養育や、その他の要因で発達性トラウマが生じると、子どもの神経系が変化してしまうことがわかっています。赤ちゃんは、お母さんから穏やかに見つめられたり、やさしい声を聞いたり、気持ちよくタッチしてもらったりしながら成長します。このときに赤ちゃんは本能的に「安全である」と感じます。自分は歓迎され安全に過ごしていくことができるという、よいイメージを持つことができます。そうすると、腹側迷走神経系がより発達していき、人の気持ちを汲んだり、人の顔色や声の調子からその人の様子を理解し、お互いに相手が気持ちよく感じられるようにふるまう習慣が身についていきます。自分も相手に心地よくなるような「合図」を出し、相手がそのような「合図」を出してくれているときは、喜んで受け取ります。そして、お互いに心地よくなるようなやり取りをすることができるようになるのです。安定したニューロセプションの機能が身につくと言ってもよいでしょう。

しかし、もし赤ちゃんがこのときにお母さんから適切な対応をしてもらえなかったとしたら、赤ちゃんは、自分は「安全ではない」と感じます。そうすると赤ちゃんの神経系は、安全を確認するために、つねに周囲に脅威を探すようになります。自分に何か害を与える人がいるのではないかと感じて防衛的になります。つまり、危険ばかりを探してしまうニューロセプションになってしまうのです。こうなってしまうと相手の気持ちを察したり、相手に気持ちよい思いをしてもらうためにどのような言動をとったらよいのかということを、学ぶことができません。そのような状態で成長すれば、人とうまくやっていくことが難しくなります。

人間はとても高度に発達した脳を持っています。ですから、凍りつきといっても、必ずしも声も出せず、身体が硬直して動けなくなるという状態ばかりではありません。不適切な働きかけに満ち、過酷な子ども時代を過ごした人は、なんとか身体は大人になっても、感情を凍りつかせ、人と交わらないで生きていく場合もあります。あるいは、表面的には人にうまく合わせていても、心が凍りついていて、家に帰ってくるとぐったりしてしまい、夢も希望も感じられず、ふさぎ込んでいる人もいます。これも、広い意味での凍りつきと言えます。

発達性トラウマを抱えたクライアントは、「普通の人のふりをしているだけでへとへとになってしまう」と言います。深いところが凍りついているにもかかわらず、なんとか社会に適応するすべを身につけ、ボロを出さないように気を使っているため、一日が終わると疲れきってしまうのです。このような状態では、人生を楽しんだり、夢を描いたりすることはできません。

腹側迷走神経系の調整不全により起きてくる問題

腹側迷走神経系がうまく発達せず、危険に敏感な〈ニューロセプション〉を持つようになると、大まかに言って三つの問題が生じてきます。[13] まず、第一に、「自分は根源的に価値のない存在だ」という「どうしようもない恥の感覚」を持ってしまうこと、第二に、人とうまくやることができないということ、最後に、健康が損なわれるということです。

腹側迷走神経系は、オーケストラで言えば指揮者のようなものだとポージェス博士は言っています。つまり、交感神経系や背側迷走神経系がうまく機能するような指揮者の役割を果たしているのです。日常の一コマを取り上げて、もう少しわかりやすく説明しましょう。

あなたが眠っているときは、背側迷走神経系が優位で、リラックスしています。朝起きると交感神経系が少し優位になり、顔を洗ってご飯を食べる頃には身体も気分もシャキッとします。朝ごはんを食べると背景で背側迷走神経が穏やかに働き始め、消化吸収が行われます。通勤や通学のために歩いたり、電車やバスに乗る人もいると思いますが、そうやって運動するためには、交感神経系が少し優位になります。さらに、途中で友達に会ったら、にっこりして、「おはよう」と声をかけます。ここには社会交流システムの腹側迷走神経系が使われています。

このように、腹側迷走神経系が、オーケストラの指揮者のように背側迷走神経系と交感神経系の働きをほどよく調整し、内臓の状態も快調で、「快」の感覚や「安全である」という感覚を得ることができると、その結果、「自分はうまくいっている」「世界はよいところだ」というような、漠然としてはいますが、根源的な安心感や自己肯定感を得ることができるのです。

根源的な「恥」の感覚

赤ちゃんの頃に、親から適切に応答してもらえないと、「自分はとてもダメな存在なのだ」とか、「恥ずかしい存在なのだ」という感覚が生まれてしまいます。[13]さらに、言葉を理解するようになってから、日常的に親から「ダメだな」とか、「いやになるなあ」などという言葉をかけられていると、「お腹が空いた」「トイレに行きたい」「抱きしめてもらいたい」といった、ごく自然な欲求を持つことさえ、恥ずかしいことに感じられ、自分は根源的に価値がない、恥ずかしい存在なのだという感覚が深く刻まれていきます。「自分には価値がない」と感じていると、自分を大切にすることを覚えることもできません。

〈あそび〉という社会的交流

では、「人とうまくやれない」という側面について考えてみたいと思います。子どもは、〈あそび〉を通して人とうまくやっていくすべを学んでいきます。しかし、神経系がうまく調整されていないと、〈あそび〉ができなくなります。例を挙げてみましょう。

小学校に登校する途中で、友達がふざけてランドセルを叩いてきたとします。腹側迷走神経系が豊かに働いている場合は、相手のニコニコしている顔や悪戯っぽい声を聞くと、これは〈あそび〉なのだと理解することができます。〈あそび〉は社会的な交流ですから、こちらもふざけて相手のランドセルを叩き返します。学校に行く道すがらお互いに順番にランドセルを叩きあってふざけて楽しむのです。子どもたちは、あまり強く叩きすぎないように自分の攻撃性を上手に抑制しながら、相手に対し「安全である」という信号を出し、ルールを守り、交流しながら楽しみ、親密さを増していくすべを身につけていきます。このように腹側迷走神経系が健全に機能していれば、相手がふざけているのだということが理解できます。

神経系が順調に働いている大人がいれば協働調整できる

時々、仲良く遊んでいた子どもが、いつのまにかけんかになってしまうのは、まだこの腹側迷走神経系が十分発達していないため、攻撃性を上手にコントロールすることができなくなり、〈あそび〉からけんかに移行してしまうためです。

こういうときは、腹側迷走神経系が十分に発達している大人の存在が必要です。大人がやさしく二人を引き分けて、それぞれの話を聞いてやり、やさしい声でなだめて聴覚を刺激し、痛いところをそっと撫でてやって触覚刺激を与え、「安全である」という合図を出してあげると、子どもの交感神経系は活性化を収めていくことができます。これも落ち着いた大人の神経系を使った

〈協働調整〉の例です。

〈あそび〉ができない

いっぽうで、叩かれた子どもの腹側迷走神経系が十分に働いていないと、子どもは友達がふざけているのだと理解することができません。相手の表情や声の調子から、今何が行われているのかを適切に判断することができないのです。腹側迷走神経系が働いていない場合には、交感神経系の「戦うか逃げるか」という反応をうまく抑制することができません。そのため、ふざけているのではなく「攻撃されたのだ」と思って、相手の子の頭をげんこつで叩き返してしまうかもしれません。相手の子は泣き出し、叩いた方も泣き出してしまいます。ここでは〈あそび〉を通した社会的な交流が起きません。

また、このようなときに〈凍りつき〉に陥りやすい子どももいます。赤ちゃんのときに繰り返し無力感を味わった子どもは、凍りつくことしか解決の方法がないのです。通学路を歩いているとき、友達がニコニコしながら近づいてきてランドセルを叩いてきましたが、凍りつきやすいこの子もやはり、この「合図」を〈あそび〉への誘いだとは理解することができません。「攻撃された」と感じてしまいます。そして恐怖に凍りついてしまうのです。この子は黙って下を向き、しゃくりあげながら学校まで歩いていきます。教室ではクラスメイトたちのにぎやかな声が聞こえていますが、こういう子にとっては、大勢の子どもの声自体が脅威に感じられます。教室はつらい場所になってしまうのです。

〈凍りつき〉やすいと胃腸の調子が悪くなる

凍りつきやすい子どもは、こうした脅威にさらされると背側迷走神経系が急ブレーキのような働きをして、急にお腹が痛くなったり、下痢をしてしまったりすることがあります。あるいは膀胱の調整がうまくいかずにおねしょをしやすくなることもあります。悪夢を見てうなされたり、小さなことでも驚きやすく、突然「キャ〜！」と大きな声を出すことがあります。幼い頃から喘息、ストレス性の皮膚炎、便秘や下痢、めまい、冷え性、肩こり、片頭痛などに悩まされる場合もあります。

幼い子どもたちがまるで疲れきったサラリーマンのような症状を見せるのはなぜでしょうか。これは腹側迷走神経系がうまく働いていないため、たとえて言えばオーケストラに指揮者がいない状態になってしまっているのです。ヴァイオリンもクラリネットも好き勝手な演奏をしており、シンバル奏者は狂ったように大音響を発し、不協和音が鳴り響き続けているかのような状態なのです。

セクシャリティの問題

人とうまくやれるかどうかという問題は、成人後にパートナーを見つけて家庭を築き、子どもを持つことができるかどうかという点にも直結しています。もちろん、セクシャリティにも多様性がありますし、家庭を築いて子どもを持つことだけが人類の生きる目的ではありません。さまざまな多様性が保証されてこそ、基本的な人権が守られます。しかし、そうした多様性のなかでも、パートナーを持ちたいとか、家庭を築いて子どもを持ちたいと願う人も多くいると思います。その人たちにとって、不適切養育のために腹側迷走神経系の発達がうまくいかず、そのために、人と一緒にいてもつねに恐怖感や緊張感があり、親密さを楽しめないというのは、大きな問題になります。

不適切養育があると、本来なら、自分を愛し大切にしてくれるはずの親から、心や身体が傷つくようないやな働きかけを被ります。そうすると、基本的に世界を信じることができず、人といても、その人そのものが脅威であると感じられるようになります。そのような状態では、愛し愛されることで元気を取り戻すことも難しくなります。

カップルは、セックスのときは共に無防備な状態になります。そして、リラックスしながらも、性的な高まりのなかでオーガズムに達します。パートナーと一緒にいても、いつも「どこからか危険が迫ってくるかもしれない」「自分は安全ではない」と感じていると、リラックスできませんし、このようななかでセックスを楽しんだり、オーガズムに達したりすることはできません。発達性トラウマを抱えたクライアントの多くが、「セックスが楽しめない」「感じたふりをしているけれども、オーガズムに達することができない」と報告してきます。

それもそのはずです。まず、人と一緒にいてリラックスすることを可能にする腹側迷走神経系がうまく発達していないと考えられますし、つねに脅威を感じていては、セックスどころではありません。この「安全ではない」という感覚は、理性ではなく、神経系や身体全体から生まれているものなので、理性で「この人は自分を愛している」「セックスを楽しもう」と、いくら考えようとしても、その通りにはならないのです。ましてや、不適切養育の流れのなかで、セクシャリティを否定的に捉えるような言葉を親から聞かされていたりすると、なおさら、リラックスしたり楽しんだりすることはできません。

また、恋人や配偶者とのセックスではオーガズムに達することができず、サディスティックあるいはマゾヒスティックであったり、嫌悪感を覚えるようなことを想像をしながらマスターベーションをするときしかオーガズムを感じることができないという人もいます。これは、成長の段階で、「快」と「不快」の感覚が混乱させられてしまったことから起きてくることが多いのです。あなたのためと言われながら不快なことをされたり、不快な状況と性的な興奮が同時に体験されたりすると、「本来なら不快な事象」が「性的興奮」と強く結びついて「手続き記憶」のなかにしまい込まれ、消そうと思っても消せなくなってしまいます。何が自分にとって「快」であり、何が「不快」なのかわからず混乱したまま、強く結びついてしまった状態です。自分は変態なのではないかと悩む人も多いのですが、むしろ、発達性トラウマの症状の一つだと理解して、根気よく取り組んでいく必要があります。

このように、不適切養育は、セクシャリティを通して、人としての根源的な喜びを感じることができないという不都合さえもたらします。もちろん、この問題にも解決策がありますので、それはあとの章で説明していきます。ここはもう少し、神経系の説明を続けましょう。

健康上の問題

先にも説明しましたように、昔から人類は共同で子育てをしてきました。ですから、仲間の気持ちを汲んだり、自分の気持ちを相手に伝えたりすることはとても大事です。そこで、相手の様子を細やかに汲み取れるように腹側迷走神経系が発達してきたのです。腹側迷走神経系は戦うか逃げるかという交感神経系の働きをマイルドにさせ、凍りつくような背側迷走神経系の働きも穏やかにし、人とうまくやっていけるように、オーケストラの指揮者さながら、私たちの神経系の調整をしてくれます。

指揮者である腹側迷走神経がうまく働いていると、消化吸収などを行う、横隔膜より下の臓器に影響を与えている背側迷走神経系が、マイルドにほどよく働くようになります。また、カッとなっていきなりけんかをしたりしないように交感神経系の機能もほどよく調整されます。つまり、腹側迷走神経系がうまく働いているということは、身体の中の臓器がバランスよく機能していて、「快」の感覚があり、そのために心も安定している状態であると言えます。

不適切養育によって発達性トラウマを抱えてしまった人たちは、さまざまな健康の問題を抱えます。たとえば、片頭痛、ストレス性皮膚炎、めまい、耳鳴り、喘息、高血圧、低血圧、過敏性腸症候群、腰痛、関節痛、免疫性疾患、婦人科系疾患などがあります。また、アレルギーや、触覚、聴覚、視覚などが過敏になる感覚過敏などを持つ傾向性もあります。さらに、いつも神経系が過剰に警戒モードに入っているにもかかわらず、肝心なときには凍りついてしまうため、けがをしやすかったり、とっさのときに言い返せなかったり、「ノー」と言えずに搾取されてしまったり、トラブルに巻き込まれたりすることもあります。

発達性トラウマを持つ人の神経系は、複雑な反応を見せます。たとえて言えば、傾いた柱を支えるために、別の木を支えにし、その木を支えるためにまた別の木を使う、という具合に、足りないところを補う複雑な構造になっているのです。それは、サグラダファミリアのような見事までに複雑なつくりで、生き残りを可能にした芸術作品と言えるのかもしれません。

人間の身体を家にたとえてみます。屋根の瓦が落ちてしまい、雨漏りしているとしましょう。神経系のバランスがとれている人は、冷たい水が天井から落ちてきたら、すぐに気づいて、修理します。手に負えないときは、周囲に助けを求めることもできます。うまくいっていないところがあっても、すぐに気がついて、被害が大きくなる前に健やかさを取り戻すことができるのです。

では、いつも交感神経系が過剰に興奮している人はどうでしょう？　雨がザアザア降っていて、雨漏りしていても、「もしかしたら敵が攻めてくるかもしれない」と、庭先で竹やりを持って構えています。家の中で天井から冷たい雨のしずくが落ちてきても気づかなかったり、気づいたとしても、敵が攻めてくるのを迎え撃つことの方がもっと大切だと思っているので、家が水浸しになっても対処できません。

背側迷走神経系が過剰に興奮し、凍りついている人はどうでしょう？　天井から冷たいしずくが落ちてきても、悲しくて身体が動かせません。今が自分が死ぬときなのだろうと思います。こうやって、いつも自分にはみじめなことが降りかかってくると、嘆きながら冷たい雨に濡れていきます。やがて、家は水浸しになってしまいます。

神経系のバランスがとれている人は、何か問題が起きてもすぐに気づきますし、周りからのサポートなども得やすく、それほど多くのエネルギーを消耗しなくても、健やかな状態に戻ることができます。いっぽう、神経系のバランスが崩れている人は、孤独のなかで、すっかり状態が悪くなってから一人で対応するしかないので、大変なエネルギーが必要ですし、回復までに時間がかかります。

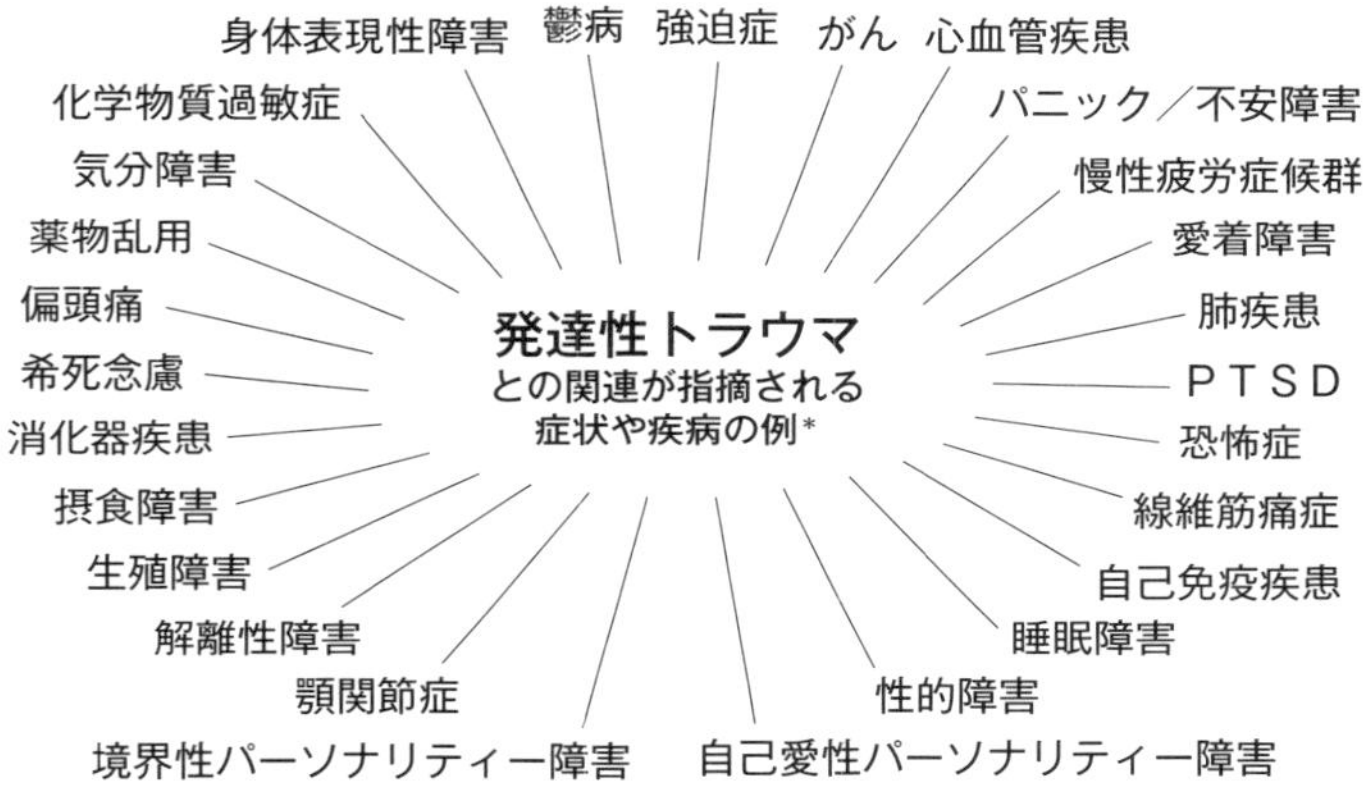

小さな刺激でも激しい症状が出る

ある人が、車に乗っていて、後ろから軽く追突され、むち打ちになったとします。もしその人が健全な養育環境で育ち、強靭な神経系を持って生活していたら、一週間ほど安静にしているうちに、むち打ち症は改善していくかもしれません。ところが発達性トラウマを持っている人がこうした事故に遭うと、今までガラス細工のように精密に組み立てられて、なんとか持ちこたえていた神経系のバランスが、一気に崩れてしまうことがあります。そうすると、小さな出来事が引き金となって、頭痛、めまい、耳鳴り、吐き気、微熱、身体の痛み、不安感や悪夢など、さまざまな身体症状を抱えてしまう可能性があります。周りからはささいなきっかけが度を越した状態を招いているようにも見えるため、まるで心気症のように、自分で具合の悪いところを見つけて、苦しみをアピールする自作自演のお芝居を演じているかのように受けとられてしまうこともあるかもしれません。でも本人にとっては、本当に苦しいのです。

こうした小さな出来事の中には、事故やケガなどの物理的刺激もありますが、対人関係のショックやストレスも引き金になることがあります。たとえば、上司からの叱責やハラスメントなどによる精神的ショックから、一気に心身のバランスを崩してしまうこともあります。精神力が弱いとか、根性がないなどと言われてしまうこともありますが、そのかげに発達性トラウマがあり、すでに限界を迎えていた神経系に、こうした対人関係の刺激が最後の決定打となっていた可能性があります。さきほど、こうした神経系はサグラダファミリアのように複雑であると述べましたが、こうした複雑さは堅牢度とは両立しておらず、いったん崩れ落ちると、立ち直るまでに長い時間を要することもめずらしくありません。こうした自分をダメな人間だと感じ、社会との接点を絶ってしまうと、引きこもりや自死などに至る危険もあります。

医療機関で二次被害を受ける

なかには、医療機関で心ないことを言われ、不安定な自己像がさらに歪んでしまう人もいます。私も、めまいでフラフラになって内科を受診したとき、看護師さんから突然、「めまいは、依存的な人がなりやすいのよ。しっかりしなくちゃだめでしょう」と言われたことがあります。そのときはすでに会社を経営して一〇年くらいたっていましたので、「依存的とはどういうことですか？　私は一人で会社を経営しています」と抗議したかったのですが、苦しくて何も言えず、あとから悔しい思いをしました。医療従事者の方が、勝手にレッテルを貼って、本人をさらに追いつめるようなコメントをするのではなく、発達性トラウマを疑って、適切な対処をしてくれたら、ずいぶん助かったはずだと思います。

また、それぞれの症状に合わせて診察してもらおうと思ったら、脳神経科、耳鼻科、眼科、皮膚科、内科、循環器科、泌尿器科、婦人科、外科、精神科など、ぐるぐると各科を巡り歩くことになってしまいます。深刻な病気が隠れている場合もありますから、検査を受けることは大切ですが、どこへ行っても悪いところが見つからないような場合は、発達性トラウマを疑ってみる必要があるかもしれません。

この先、トラウマのことをよく理解したお医者さんが増えていってくれることを願いますが、さもなくば、いろいろな診療科をぐるぐると巡り歩いて、どこに行っても、「気のせい」「考えすぎ」などと言われて解決が見つからない可能性もあります。さらに、「モンスターペイシェント」などとレッテルを貼られてしまっては、本当の癒しにはたどり着けません。

健康行動がとりにくく依存症を発症しやすい

早期から不適切養育を受けると、健康行動がとりにくくなるということも知られています。つまり、自分の身体を大切にするためにはどうしたらいいのかを教わる機会がないのです。そもそも健康行動のお手本を見せてもらっていないので、心身を大切にする方法がわかりません。家庭内に問題のある態度でアルコールを乱用している人がいたり、性的な逸脱があったり、心身への加害行為があったりすると、そこには健全なお手本がありません。自分を大切にするという発想すらないかもしれません。

不適切養育を受けると、心は愛情飢餓で苦しく、つらさでいっぱいになります。こうした焦燥感や自責の念、激しい怒りなどを抱えていると、仲間からやさしい言葉をかけてもらっても、居心地が悪く感じたり、イライラしたりします。仲間と温かい交流をすることによって穏やかに自分の心を調整していくことができません。腹側迷走神経系が十分に発達していないために、自分の中にオーケストラの指揮者がいない状態ですから、自分の状態を自分で調整することもできないのです。

人にも頼れず、自分も頼りにならないという苦しい状況のなかで、こういう人たちはさまざまなものに手を出してしまいます。たばこ、アルコール、薬物、ゲーム、パチンコ、賭け事、セックス、買い物、万引きなどさまざまな依存が生まれていきます。また摂食障害や強迫性障害、パニック障害などの障害を抱えることにもつながります。

神経系も適切に発達を遂げていないために、調整不全な状態である上に、人ともうまくやれないので、ストレスを解消することができず、そこから不健康な行動をとってしまい、またストレスを生むという悪循環になってしまうのです。

心の健康への影響

心の問題としては、攻撃的な交感神経系が優位になりがちな人はイライラする、焦燥感がある、怒りがこみ上げてくる、自分の怒りのコントロールができない、人を激しく責めてしまうなどの傾向性を持ちます。また、〈凍りつき〉が強いタイプの人は、自分に自信がなく、自己価値観も低く、「消えたい」などと思い、いやな人から誘いを受けても断ることが難しく、つねに自分が悪いと自責の念に悩み苦しみます。

また、攻撃的でも、凍りつきタイプでも、両者ともに境界性パーソナリティ障害、自己愛性パーソナリティ障害などのパーソナリティ障害を抱える可能性も高くなると言われています。こうしたパーソナリティ障害も、虐待や不適切養育が関係しているということが指摘されています。

さらに、抑うつ、摂食障害、強迫性障害、解離、解離性自己同一性障害、パニック障害なども、もとをたどると虐待や不適切養育が影響をしている可能性があると言われています。[15]

また、発達性トラウマによって、「自分には価値がない」と思い込んでいると、自分を大切にしてくれない人からひどいことをされても、「自分はそうされるのが当たり前」だと思ってしまう傾向があります。ですから、発達性トラウマを抱える人が、モラハラやＤＶの被害者になることも多いのです。また、いやなことをされてもいやと言えなかったり、相手がいやなことをしてきても、その人の気持ちを害さないように気を遣うことすらあります。それによって、さらに自己肯定感が低くなり、自分を大切にする意欲が失われ、そこから搾取される危険が増していきます。[16]

好ましくないパートナーを持つ

発達性トラウマがある人は、成長してから、親密なパートナーから性的加害行為を受ける確率が、発達性トラウマを持たない人に比べて一一倍高いという報告があります。[8] これにはさまざまな要因があると思われます。ニューロセプションが偏っているために、相手が出している合図を読み違えてしまうこともあるでしょう。自分を守ってくれるはずの親が、「おまえのため」と称して暴力をふるったり、性加害をしたり、心が傷つくような言葉を浴びせたりしたら、「心地よいもの――快」と、「心地よくないもの――不快」の違いがよくわからなくなり、混乱してしまいます。そうすると、自分にとって何が好ましいのか、うまく判断することができません。相手が加害的な合図を出していても、「自分のためにしてくれている」と解釈し、「不快」と感じる経路をシャットダウンしてしまっている可能性もあります。

被害者にも加害者にもなる恐れ

不適切養育により、発達性トラウマが生じ、それに対して有効な対策を取らない場合は、さまざまな悪影響が生涯にわたって続く可能性があります。自分に自信が持てず、恥ずかしい存在だと感じてしまう、自分を大切にできない、人とうまくやれない、親密さやセクシャリティが楽しめない、健康行動をとりにくい、心身の健康が損なわれる、など、人としての基本的な生きる喜びが損なわれてしまい、ぎくしゃくした生き方しかできなくなってしまうのです。

このように、幸福度が低く凍りつきやすい人は、容易に圧倒されやすいため、支配的で自己愛的な人に利用されて、搾取されてしまう危険があります。本来なら、「いやだ」ということをきちんと示さなくてはならないところでも、笑ってしまったり、やりたくないことも命じられれば従ってしまったりすると、被害者の立場に陥りやすくなります。あるいは、幸福度が低く攻撃的になる人は、逆に、人を支配し、搾取してしまう可能性もあります。こういう人は、自分の身体の内臓感覚から湧き上がってくる不快感を、目の前の人に投影し、「おまえのせいだ」と言って、相手を責めたりしてしまいます。

このように、神経系のオーケストラに指揮者がいないと、被害者にも、加害者にもなる可能性があるのです。

9　神経系の状態から人を理解する

性格というよりは神経系の状態

よく、性格が暗いとか、明るいとか、怒りっぽいとか、やさしい、などといった言い方がされます。これを神経系の状態から見ていくと、それらは性格というよりは、神経系の反応のパターンであると考える方が自然でスムーズであるように思います。攻撃性が表に出ている人は、加害者になる可能性もあります。逆に、凍りつきに入りやすい人は、被害者の立場に陥りやすくなります。どちらも、神経系の調整がとれていないことが根本にありますので、力関係によって、ハラスメントの加害者になってしまったり、あるいは被害者になってしまったり、立場がくるくると入れ替わったりすることもあります。

対処できる領域

「攻撃的なタイプ」の人と「凍りつきやすいタイプ」の人は、まったく違った性格のように見えますが、実は虐待あるいは不適切養育、あるいはその他の要因によって発達性トラウマを抱えてしまった人に共通する特徴でもあるのです。現れ方は違いますが、根っこの問題は同じと言ってよいでしょう。

神経系が健やかであれば、「対処できる領域」が十分に広いため、そこから逸脱してしまうことは滅多になく、神経系も大波のように穏やかに動いています（左ページ上図）。

それが、トラウマ的な出来事があると、神経系が「高止まり」になったり、「低止まり」になったり、乱高下したりします。その上に、この「対処できる領域」が狭くなってしまいます（左ページ下・111ページ・113ページの図）。

「高止まり」とは、交感神経系が優位で「過覚醒」と言われる状態になっており、「低止まり」とは、背側迷走神経が優位で、「低覚醒」になっている状態と言ってもよいでしょう。ここでは、わかりやすくするために、「高止まり」「低止まり」という表現を使います。

ポリヴェーガル理論における神経系の働き

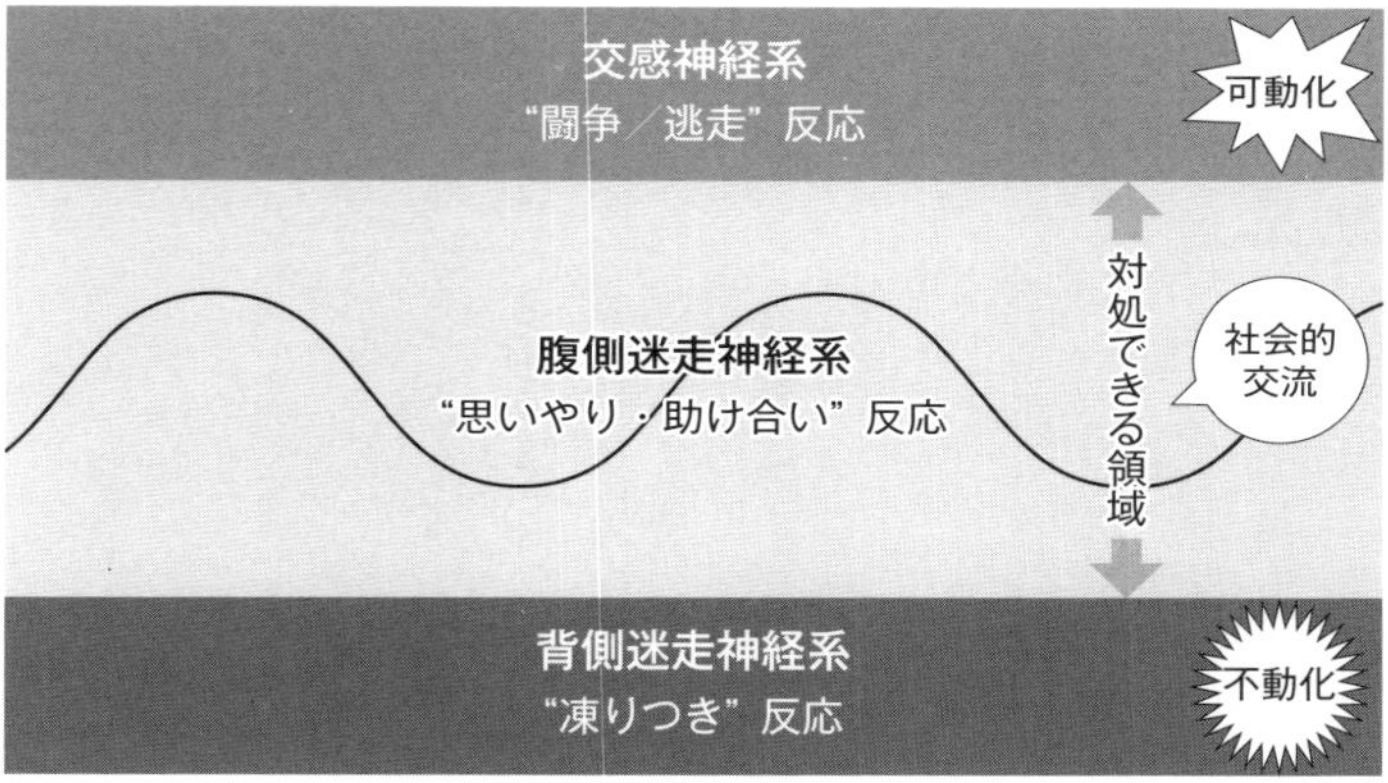

周囲が「安全」と検知されたとき

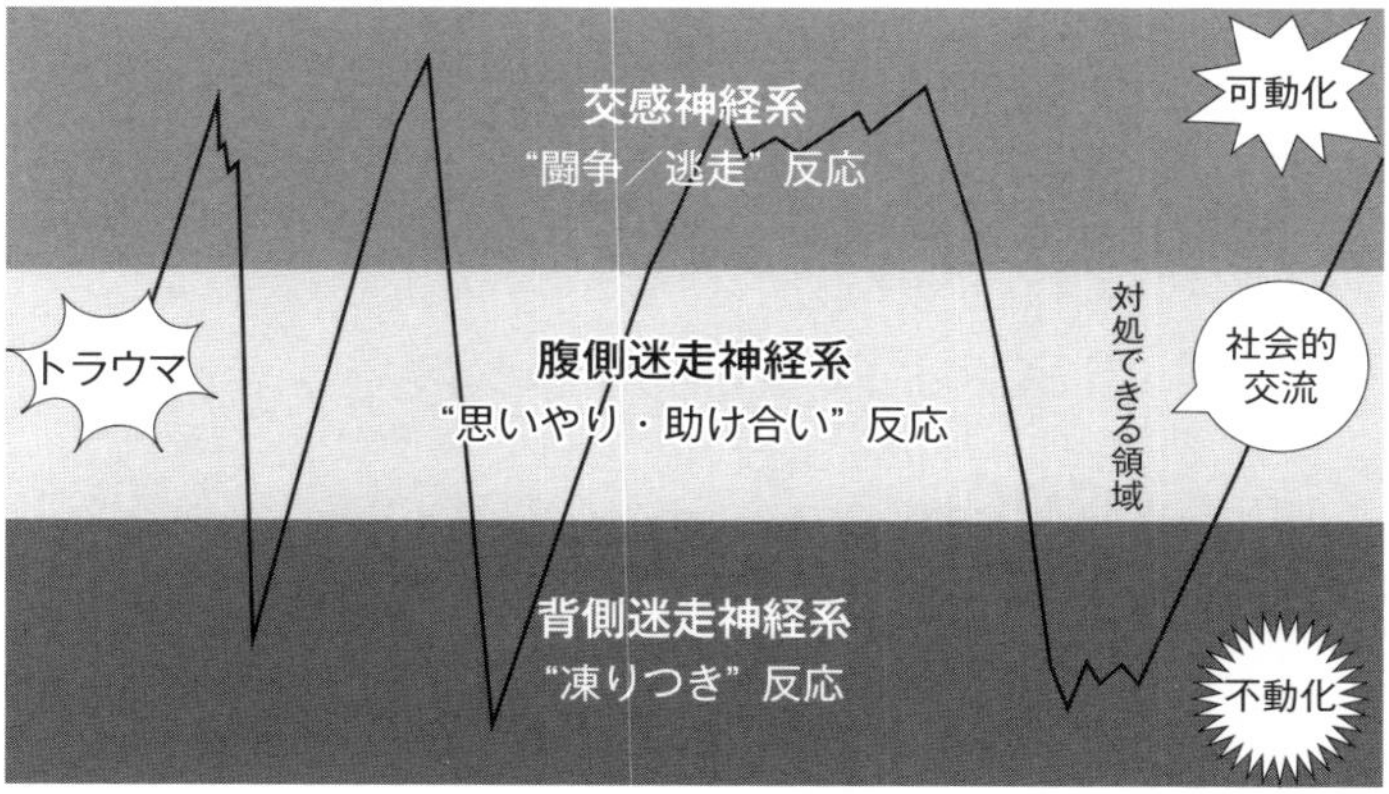

トラウマ的出来事が起きたとき

「高止まり」の神経系・「低止まり」の神経系

ケイン&テレールは、「高止まり」している神経と「低止まり」している神経について論じています。[13] これは先にあげた、「攻撃性の強いタイプ」と、「凍りつきやすいタイプ」のことでもあります。「高止まり」した神経系は、つねに交感神経系が緊張し、警戒状態に入っていて、つねに「戦うか逃げるか」という反応がとれるようになっています。この「高止まり」と「低止まり」の傾向性がある二人の人の例を以下に挙げてみましょう。

交感神経系がつねに緊張気味の「高止まり」の神経系の例

例1

義男さん（他もすべて仮名）はキレやすい性格だと周りの人から思われています。誰かがちょっと冗談を言っても突然大きな声を出し、「何か文句があるのか」と怒鳴り始めます。あるいは、少しぶつかっただけでも、「けんかを売っているのか」と怒ります。冗談が通じないので、周りの人は次第に距離を置くようになっていきました。義男さんは、学校でも孤立しがちでした。高校を卒業してアルバイトを始めましたが、そこでもすぐにトラブルを起こしてしまうので、なかなか長続きしません。誰かに少し注意されるだけでも睨み返して、そばにあるものを叩いてしまったりします。義男さんは、次第に自分は何をやってもだめなのだ、と思うようになりました。そうすると余計に腹が立ち、物を壊してしまったり、道でネコを見かけると石を投げたり、自分のイライラした気持ちをどう収めていいのかわからなくて苦しんでいます。

例2

幸江さんは、子どもの頃からがんばり屋さんでした。両親からも過度の期待をかけられ、小さい頃から勉強を強いられてきました。小学校の中学年からは、指導の厳しさで知られる進学塾に通い、夜遅くまで勉強し、進学校から難関大学に進みました。そこでも優秀な成績を収め、一流企業に就職しましたが、就職後、幸江さんは心が落ち着く暇がありません。仕事でミスをしたのではないかと思うと夜眠れなくなってしまいます。どんなに睡眠時間が短くても、早朝にドキッとして目が覚めてしまい、目覚めるとすぐに仕事のことが気になり始めます。また、上司から少し注意されただけで、胸がドキドキし、全身から汗が出て、顔が赤くなってしまいます。幸江さんは、仕事を何回も見直すので時間がかかると注意をされ、落ち込んでしまいました。あまりよく見直さずに仕事を仕上げる同僚のことが、腹だたしくて仕方ありません。同僚に対し、間違いを穏やかに注意することができず、怒りに震え、声を荒げてしまいます。

背側迷走神経系がつねに緊張気味の「低止まり」の例

例1

瑞穂さんは、子どもの頃からおとなしいと言われていました。友達とおやつを分けるときなども、どれが欲しいかはっきり言いません。食べたいものがあっても結局、他の子どもに先を越されてしまい、それを食べることができません。でも瑞穂さんは黙っています。あまり自己主張しないので、友達からも、後回しにされるようになってしまいました。また遊んでいるときも、あまり楽しそうにしないので、友達も次第に遊びに誘わなくなってしまいました。瑞穂さんは、次第に元気がいい子どもの声さえも怖いと感じるようになり、教室に入るのが苦痛になり、学校にも行きづらくなってしまいました。なんとか高校を卒業しましたが、その後、何をする気にもなれません。朝起きると身体がだるいので、そのまま、また布団に戻ってしまうようになりました。いつのまにか昼夜逆転してしまい、近所の人からどう思われているのだろうかと気がかりで、近所の人に見つかるのも怖いと思うようになり、外に出られなくなってしまいました。働くこともできず、友達もいない自分は何の価値もない、と絶望するようになりました。手足は冷えて、身体は重く、頭も痛いし、めまいもするので、起き上がるのもつらいときがあります。このまま消えてしまいたいと感じています。

ポリヴェーガル理論における神経系の働き

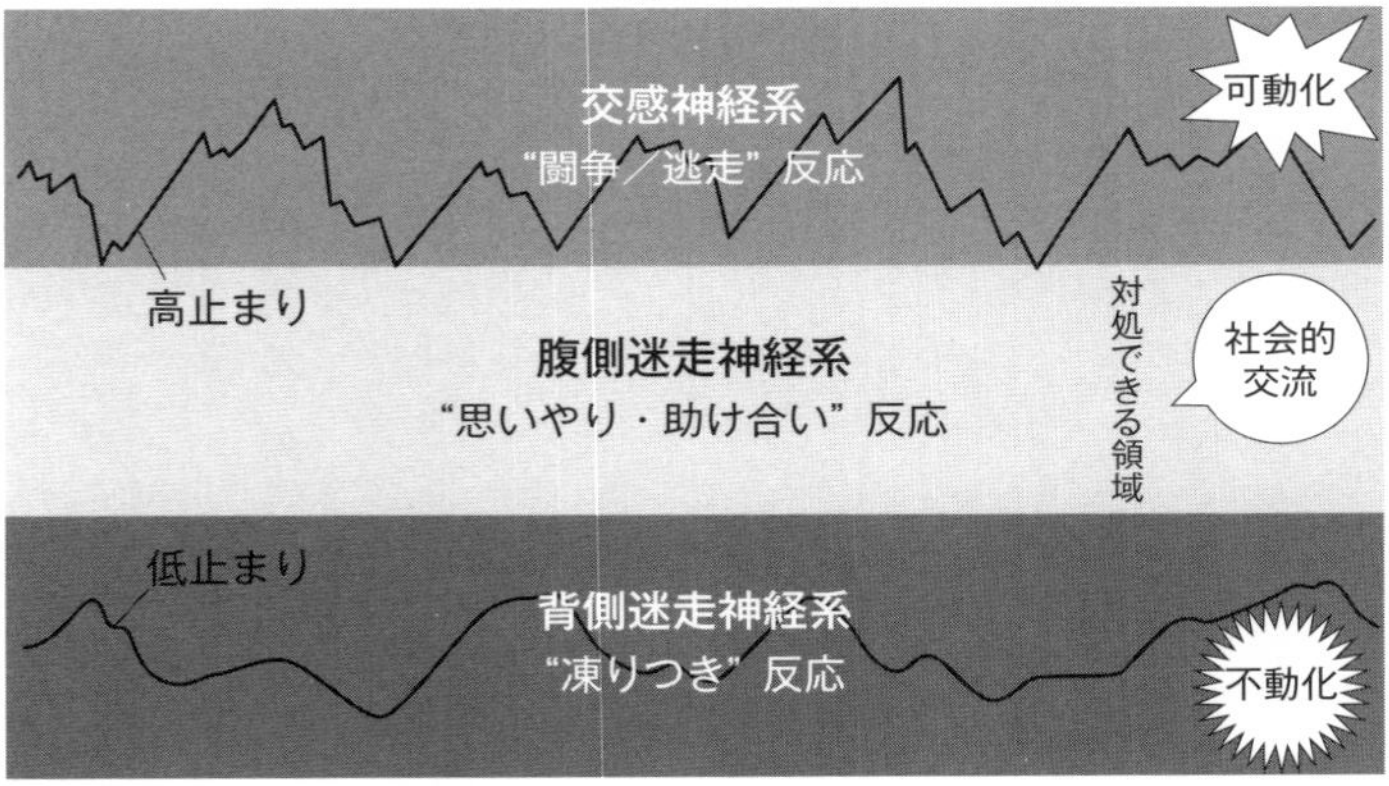

神経系が高止まり・低止まりのとき

例2

秀樹君は、子どもの頃からまじめで物静かだと言われていました。友達と遊ぶよりも、図鑑を眺めたり、電車の車両の型番を覚えたりする方が好きでした。話し始めるのもかなり遅く、両親は心配しました。学校に行くようになってからも、友達とはあまり遊んだりしませんでしたが、理系の勉強がよくできたので、興味のある科目は一人で静かに勉強していました。できる科目とできない科目にかなり凸凹はありましたが、大学を無事卒業し、大手の企業に就職しました。この会社では、ノルマや目標が厳しく設定されていましたが、秀樹君は、特に自分が会社で成功することを望んだわけではないので、ノルマや目標がただ苦痛に感じました。それでもがんばってはいたのですが、上司は「やる気がない」と秀樹君を叱責しました。秀樹君としては、やる気がないわけではないので、どう返答していいかわかりません。また機敏に反応できないので、返事も一呼吸遅れてしまいます。すると上司は、「バカにしているのか」と激高しました。秀樹君は、自分の人生にいったい何の意味があるのだろうかと考え込むようになりました。男性社員が集まると、女性に関することや性的な話をして盛り上がっています。しかし自分は女性が怖くてたまりません。たとえ付き合ってもうまくいかない気がして、自ら出会いを避けてしまいます。婚活の話などがあっても逃げ回っています。親からも結婚を勧められたりするのが苦痛でたまりません。上司からも親からも圧力をかけられ、秀樹君は消えたいと感じています。また、秀樹君は乗り物酔いをしやすく、いつも胃腸の調子が悪く、胃がもたれて食欲がありません。

高止まりと低止まりを乱高下する

例1

里美さんの家は、お店を営んでいます。両親はいつも忙しく、里美さんの面倒は、おばあさんが見ていました。里美さんは、お母さんに甘えたくて、夜遅くまでお母さんの仕事が終わるのを待っていることもありました。しかし、お母さんは仕事が終わる頃には疲労困憊していて、待っていた里美さんのことを抱きしめることもなく、「いつまで起きてるの!」と叱りました。

ポリヴェーガル理論における神経系の働き

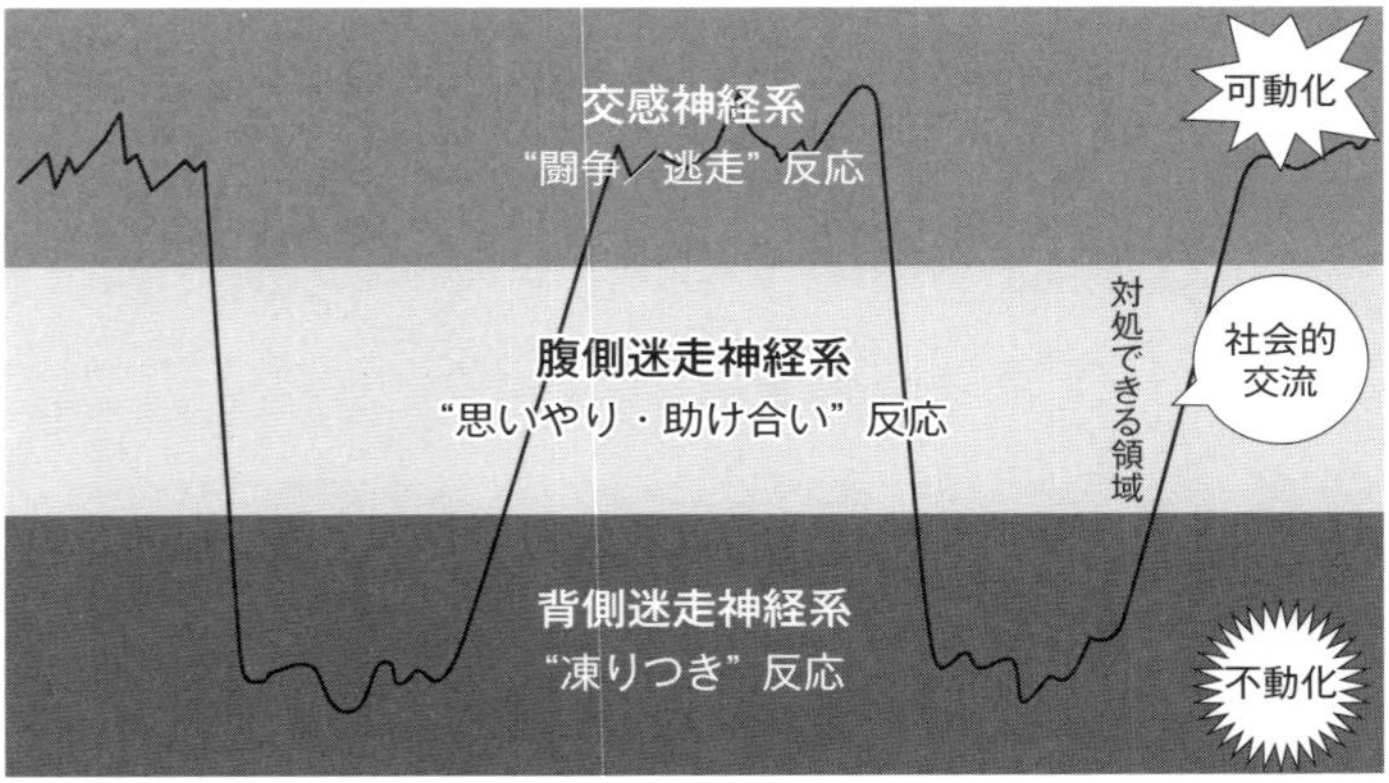

神経系が高止まりと低止まりを乱高下する状態のとき

里美さんはいつも淋しさを抱えていました。それでも、里美さんは店を手伝ったり、妹の面倒を見たり、できるかぎりのことをしていました。しかし、お父さんもお母さんも、それは長女として当たり前のことだと思っているようで、特にねぎらってくれません。里美さんは、好き放題にしている妹を見ているとイライラが募り、激しく罵倒してしまうようになりました。そのあとは、ひどく気持ちがふさぎ込み、死にたくなります。その感覚が苦しいので、過食と嘔吐を繰り返すようになりました。

　お母さんに心理カウンセラーのところに連れていかれましたが、やさしく接してくれるカウンセラーに、かえってイライラが募ります。かと思うと、気持ちが落ち込んで身体が重くて動かないので、予約を突然キャンセルすることもありました。別の日には、このままだと自殺してしまいそうだという不安が募り、カウンセラーに無理やり予約を入れてもらったこともあります。そんなことが続いたので、カウンセラーからは、入院を勧められました。しかし、里美さんは、カウンセラーは、もう自分の話を聞きたくないのだと思いました。ここでも裏切られた気がして腹が立ち、カウンセラーに電話するとさんざん暴言を吐き、そのままカウンセリングもやめてしまいました。そのあとは、お母さんからもカウンセラーからも見捨てられた気がして、頭も身体も石のように重く感じ、布団から起き上がれなくなってしまいました。

例2

仁美さんの両親は、しつけが厳しく、勉強にしてもスポーツにしても、仁美さんが人一倍努力して、よい成績を取ることを期待していました。仁美さんは、両親の期待に応えて、勉強もスポーツもがんばり、目を見張るようなよい成績を残してきました。仁美さんの両親は、なんでも一番であると喜びます。スポーツも優勝すれば大変喜び、試験も一番だと喜んでくれました。しかし二番だと、それほど喜びません。反応に明らかに違いがあるので、仁美さんは無意識に「一番にならなくては意味がない」と感じるようになりました。大学在学中に専門職の資格を取り、卒業後は、すぐに「先生」と呼ばれ専門的で難易度の高い仕事をこなすことになりました。しかし、専門分野で仕事を始めてみると、一番になることなどはとてもできないことがわかりました。実力のある先輩たちがたくさんいますし、同僚も、皆生え抜きのエリートで、自分よりもずっと仕事ができるように見えます。

焦りながら、夜遅くまでパソコンに向かっていると、実力のない自分に対してイライラと怒りがわいてきます。仕事をいったん切り上げて寝ようと思いますが、なかなか眠れません。そこで、お酒を飲んで一気に眠るようにしてみました。仕事が立て込んでくると、夕方ごろから、「早くお酒が飲みたい」と渇望するようになりました。お酒が回ってきて、全身の力が抜けるときが、なんとも言えず気持ちがいいのです。休みの日は、疲れきって夕方まで眠り、目が覚めると、無気力で世界が灰色に見えます。しかし、月曜日の朝は、目覚めると共に、キーンと緊張した気持ちが戻ってきて、パンプスの音を響かせて足早に通勤します。そんななかで、次第に便秘と下痢を繰り返すようになりました。朝の通勤途中に、突然の腹痛に襲われたり、めまいが起きて倒れたりするようになりました。それでも遠ざかる意識のなかで、「こんなことをやっていてはだめだ。早く仕事に行かなければ」と焦ります。

メンタルが弱いのではない

神経系の調整不全の状態があると、日常にどのように支障が出るかを、いくつかの例を挙げて説明しました。どの人も、幸せとは言えない状況に陥っているのがわかりますね。心の問題を抱えた人は「自分の性格が悪い」とか「自分の性格が弱い」などと悩んでいます。しかし、ここで大切なことを強調しておかなければなりません。前述の例を見てもわかるように、性格というよりは、むしろ神経系の傾向性であるといった方がよいのです。つまり、「メンタルが弱い人」とか、「コミュ障の人」なのではなくて、生まれたあとの環境によってつくられていった神経系の傾向が大きく作用しているということなのです。

自律神経系の状態が、いつも高止まり傾向の人、低止まり傾向の人、そして、その二つの間を乱高下する人がいます。神経系の調整がうまくできている人は、興奮したり、落ち着いたりする大きな波を緩やかに体験しながら、上手に自分の状態を調整して、心身ともに快感を味わいながら生活することができます。いっぽう、神経系をうまく調整する方法を身につけられなかった人は、高止まり、低止まり、乱高下などを体験し、不調に苦しみます。そのために、さらに〈ニューロセプション〉が誤った情報を出し続け、それがターボエンジンのように働いてしまい、危険や不安の信号が増大していくこともあります。

にぎやかなことや人と関わることが好きな人もいれば、どちらかというと物静かで、客観的に考え、一人でいることを好む傾向の人もいます。にぎやかでもおとなしくても、この人たちがそれぞれ、必要なときは人とうまく関わったり、夢ややりがいを持ったりして、健康に暮らしていく力を持っていることが大事です。その人が成長過程において、親から神経系をうまく調整する方法を教わってきたか否かで、自分を幸せにする力を育めるかどうか、その運命が分かれてしまうのです。

10 発達性トラウマと神経系の仕組み

人間は身体の感覚で反応する

神経系は生き残りをかけて行動を決めていきます。たとえば、先ほどのランドセルを叩かれた子どもの例を思い出してください。ニコニコと笑いながら遊びに応じる子ども、攻撃されたと思って怒ってげんこつで叩き返す子ども、恐怖に打ちひしがれ黙って下を向いて一人で泣いてしまう子ども、など反応はさまざまですが、それぞれの行動を自分で意識して選んでいると思いますか。そうではありません。理由はわからないけれど、自然にそのように行動してしまっているのです。つまり神経系がこのような反応を無意識のうちに形作ってしまっているのです。

内臓からの情報の方が多い

意識してこうした反応を選んでいるわけではないこと、これが生まれ持った性格とは必ずしも言えないことには、理由があります。迷走神経では、内臓の感覚を脳に伝える神経線維の量が八〇%、脳から内臓に情報を伝える神経線維が二〇%と言われています。つまり、内臓の状態が快適で、「自分は今いい感じで生きている」「自分は『安全である』」と感じられれば、脳には、「今、私は安全です」という快適な信号が送られます。いっぽうで、内臓の状態や、全身の生理学的状態が不安定だったり、不快だったりすると、「今、私はいい状態ではない」という信号がたくさん脳に送られていくのです。

脳が理性的に判断して、「ここは安全なのだ」といくら言って聞かせても、その声は二〇%、いっぽう、内臓や生理学的状態から発せられる、「ここは危険だ」「相手の人はきっと自分に悪意を持っている」という信号は八〇%なのです。だから、気づいたらいつのまにか反応をしてしまっているのです。

では、このような神経系の傾向性が形作られてしまった後はもう変化することは難しいのでしょうか。変化することは簡単ではありませんが、大人になってからでも自分を変えることはできます。なぜ変化することが簡単ではないかというと、まず悩んでいる人たちは、これが自分の性格なのだと思い込み、もう何をやっても直らないと頑なになってしまっている傾向があるためです。これも言ってみれば発達性トラウマの症状なのですが、まずそこから、変えられるかもしれないと希望を持ってもらう必要があります。

神経可塑性——神経系は変化する可能性がある

自分を変えることができるというのには根拠があります。少し前までは、神経は一度つくられてしまうとそのまま変化しないと考えられてきました。しかし、最近では神経可塑性《かそせい》ということが知られるようになってきました。可塑性とは、変化する可能性があるという意味です。つまり神経はかなり柔軟で、たとえ成長したあとでも新しい刺激を加えることによってシナプスを組み替えて、神経系のあり方を変えていくことができるということが明らかになってきたのです。

ですからまず、「これは自分の性格だ」と思い込むのをやめることが大切です。それよりも、子どものときからの神経系の発達の過程で、今の自分の傾向性がつくられてしまったのだということに気づき、それは神経可塑性の原理によって変えることが可能なのだということを理解する必要があるでしょう。

神経可塑性については、おもしろい研究があります。[17] ラット（ネズミ）には、子どもを舐めてよく世話をするお母さんラットと、子どもにあまり関心を示さず、舐めることも少ないお母さんラットがいるそうです。そして、お母さんからよく舐めてもらったラットは、高水準のセロトニンを放出していることが発見されました。セロトニンとは、天然の抗うつ薬ともいわれ、気分を安定させる働きがある物質です。いっぽう、あまり舐めてもらわないで育ったラットは、ストレスホルモンの値が高く、精神的に不安定になるということです。よく舐める母ラットに育てられたラットは、やはり自分もまめに子どもを舐める子育ての上手なお母さんラットになっていきます。一方で、お母さんラットからあまり関心を示してもらえず、舐められることもなかったラットは、自分の子どもには関心を示さず、あまり舐めないということでした。

そこで研究者は、子どもを取り替えてみました。あまり舐めないお母さんラットから生まれた子どもを、よく舐めるお母さんラットのところへ、よく舐めるお母さんから生まれた子どもを、あまり舐めないお母さんラットのところへ連れていきました。子どもを舐めないお母さんラットから生まれて、よく舐めるお母さんラットにたくさん舐めてもらって育ったラットは、自分の子どもをよく舐める子育ての上手なお母さんラットになったそうです。いっぽう、自分の子どもをよく舐める子育て上手のお母さんから生まれ、あまり子どもを舐めないお母さんラットに育てられたラットは、やはり自分の子どもはあまり舐めないお母さんラットになったそうです。よく舐めるお母さんから生まれた子ラットがあまり舐めないお母さんに育てられると、ストレスホルモンの濃度が高い不安定な大人になり、一方であまりよく舐めないストレスホルモンの濃度が高い不安定なお母さんから生まれた子ラットは、よく舐めるお母さんに育ててもらうとセロトニンを自分で放出できる安定したラットに成長し、自分の子どもをよく舐める子育て上手なお母さんラットになったと言うのです。このように遺伝的な要素よりも、どのような環境で、どのような親に育てられたかの方が大きな影響を持つこともあることが明らかにされました。

このように神経は、あとからでも変わっていくということがわかりました。ですので不適切養育によって調子を崩してしまっている人も、新しい刺激を加えることで元気を取り戻すことができるのです。しかし、その道のりは簡単ではありません。その理由の一つには不適切養育によって発達性トラウマを抱え、不調に苦しんでいる人は、神経系そのものが「安全である」ことを感じにくい状態になっていること。二つ目には、環境にある安全の「合図」を理解しにくい状態になっていること。三つ目には、身体にトラウマが刻み付けられているために、いくら理性で考えても適切な行動を自然にとることが難しいということが考えられます。

ソマティックな解放を行う必要性

今まで説明してきたように、不適切養育の影響は、「手続き記憶」のなかにしまい込まれ、トラウマは身体に刻まれて、神経系の状態に影響を与え続けます。そして、心と身体の健康にマイナスの影響を及ぼすようになります。頭で考えて、自分はもう大丈夫と思っても、神経系の働きがそれほどすぐに変わるわけではありません。考え方を変えるだけでは、こうした身体に刻み込まれたトラウマから解放されることは難しいのです。トラウマは、身体に刻み付けられているのですから、身体から解放していくことが大切なのです。先に説明したように、「ソマティック」なアプローチ、つまり身体に働きかけて神経系に変化を起こさせていくことが効果的です。

レジリエンスを高める

このように身体からアプローチして神経系の調整をしていくということは、先ほどお話しした「対処できる領域」を、身体からのアプローチによって広げていくということでもあります。安心することができず、無意識のうちにいつも警戒していたり、あるいはいつもがっかりして絶望していたりすると、この「対処できる領域」がとても狭くなってしまいます。適度に健康的な形で交感神経系を刺激し、楽しみながら、交感神経系の活性化とその活性化が次第に収まってくる脱活性化を味わい、それを繰り返していくことや、人と関わって「安全である」という感覚を味わっていくことで、この「対処できる領域」が次第に広がっていきます。これは「レジリエンス」を育んでいることにもなります。

レジリエンスとは、何かつらいことがあっても、周りから力を借りたり、自分を信じる力を活かしたりして、逆境から立ち直って、心身ともに健康な人生を歩んでいけるような力のことです。

レジリエンスは逆境からの回復力とも言えます。逆境から立ち直るには、メンタルの強さが必要だと思われるかもしれません。しかし、メンタルが強いか弱いかというよりは、その人の神経系の調整がどの程度うまくとれているか、ということの方が大事なのです。ですから、興奮しすぎて高止まりしたり、あるいは絶望して低止まりしてしまうのではなく、この「対処できる領域」を大波のように、気持ちよく行ったり来たりすることができれば、理想的なのです。神経系の調節をしていくことによって、心の力であるレジリエンスを育んでいくことができるのです。

　言い換えれば、発達性トラウマのために偏ってしまったニューロセプションに、もう一度よいバランスを取り戻してあげることが大切なのです。ニューロセプションは、単なる理屈や考え方ではありません。身体感覚や内臓感覚、五感の知覚などから成りたつ、身体に備わったシステムであるとポージェス博士は論じています。これらは身体に関わることですから、ソマティック《身体の》なアプローチで神経系の調整を重ねていくことが必要なのです。

第3部　トラウマからの解放

11 トラウマ解放の実際

自分でできるトラウマ解放

ソマティックなアプローチを行う心理療法やボディワークなどが、最近は数多く日本にも紹介されるようになりました。こうしたセラピストが行うワークについてお話しする前に、まず自分でできる解放の方法をご紹介していきたいと思います。自身の生理学的状態を高め、神経系を健やかにするエクササイズや「あそび」は、実は日常の何気ないところにも見つけることができます。

少しずつ変化させる

身体に刻み付けられた発達性トラウマを解放していくことは、簡単ではありません。しかし少しずつ自分に心地よい「快」の感覚を与えていくことで、神経系の過覚醒を和らげていくことが可能です。「快」の感覚を味わうことによって、少しずつ、「安全である」という感覚を膨らませていくのです。

発達性トラウマを抱えた人は、急に自分を変えようとすることは避けなければなりません。先ほど「高止まり」と「低止まり」のタイプがあることと、その間を乱高下する人がいるということを説明しました。発達性トラウマを抱えた人は、自分を変えていくことについても、急ぎすぎてうまくいかず、あきらめてしまうという傾向性があります。ですから少しずつ進むことを心がけてください。

神経系がつねに興奮気味の人が、「さあ今日から自分のトラウマを解放するぞ」と、いくつものセラピーを受け、ひと月くらいたっても特に変化がないので、「どれも効果がない」と自分への怒りを爆発させたのち、落ち込み、結局何もかもやめてしまう、ということがしばしば起こります。ですから、変化はほんの少しずつ、一口サイズで進めていく必要があります。

凝り固まった神経系をほぐす——散歩やウォーキング

ここからは、神経系を健やかにするエクササイズをご紹介していきましょう。自分でできる方法として、いちばん簡単なのは散歩に行くことです。緑や自然に触れて、新鮮な空気を吸うことです。人が自然に触れることは、健康に重要な影響を与えると報告されています。[18] 自然のなかにいると、コルチゾールの値が減少し、ストレスが低減し、精神的な健康に肯定的影響を与えるためです。[19] 特に人と付き合うことが苦手であると感じる人にとっては、自然と触れ合うことで、腹側迷走神経系優位な状態を作り出すことができます。

先ほども述べたように、発達性トラウマがある人は、一気に自分を変えるような劇的な方法を探してしまいます。それを見越しているかのように、「一〇分で自分が変わる」とか、「一回のセッションでトラウマが解放できる」といったうたい文句の書籍や、セラピーなどもたくさん出回っています。しかし何十年もかかって固まっていった神経系のパターンをほぐすには、小さな刺激を繰り返し与えていく必要があるのです。毎日一五分程度、公園まで散歩をして新鮮な空気を吸って帰ってくるということでも、大いに自分の神経系の傾向性を変えていくことができます。

もう少し運動できる人は、ウォーキングの時間を長くしていきましょう。一日に一五分程度のウォーキングができるようになったら、それを二〇分、二五分、三〇分と少しずつ長くしていきます。また、毎日続けられないと自分への怒りがわき、やめてしまう人もいますので、週のうち半分くらいを目指すなど、ハードルを低めにして、実現可能な目標を少しでも長く続ける方が効果的です。ウォーキングにより、「幸せホルモン」とも呼ばれるセロトニンの分泌が上昇することも知られています。[20] うつの人は脳内のセロトニンが少ないとされていますが、セロトニンが分泌されることで精神的に安定することが知られています。発達性トラウマがあり、気分が鬱々としやすい人にとって、セロトニンが増えることは理想的だと言えるでしょう。

高額なジムに申し込んだものの、仕事が忙しく、月に一、二回しか通えずに挫折して辞めてしまうという人がいます。その点ウォーキングはいつでもできますし、お金がかかりません。ですから、ウォーキングがいちばん取り組みやすいと思います。

神経系に刺激を与える――座り仕事から自由になる

ウォーキングは、単純に見えて、実は長い人類の進化のなかで、とても大切な役割を果たしてきました。私たちが机に座って事務的な仕事をしてお金をもらうようになったのは、人類の歴史のなかでもほんのごく最近のことです。今では、パソコンのない生活などは考えられないかもしれませんが、パソコンやインターネットは、ごく最近の発明です。人類は何万年もの間、狩猟採集民でした。狩りに出かけて動物を仕留めたり、広い範囲を歩き回って木の実や虫を集めてきて食べたりしていたのです。

人類の歴史を一年間の流れでたとえてみると、パソコンを使うようになったのは、暦が変わる一二月三一日の深夜〇時のほんの一瞬前のことだと言えます。それまでの長い間、私たちは毎日食べ物を集めて暮らしていました。

一九七〇年代に、男性の人類学者が、狩猟採集民にとっては、男性が狩りをして持って帰ってくる動物性たんぱく質が貴重な栄養源だったという論文を発表しました。[21] そこに、一九八三年、女性の人類学者が、たしかに男性が狩りをして採ってきた肉は貴重なたんぱく源ではあるけれど、女性が集めてきた木の実や虫などの栄養が当時の狩猟採集民の九〇%の栄養をまかなっていた、という本を書いて一矢報いた、ということがありました。[22] いずれにしても、このように私たちは、男女ともに協力し、毎日遠くまで歩いて食べ物を探す生活をしていたのです。

ですから、私たちの身体は長時間イスに座っているのに慣れていません。むしろ長距離を歩くことの方が私たちの身体には合っているのです。また、獲物を追いかけていたときは、アップダウンのある道なき道を、時には走り、時には立ち止まり、獲物の足跡を確認し、時には物陰に隠れて獲物の姿を目視確認したりして進んでいきました。獲物が疲れ果てるまで、人間による追跡が数日間に及ぶこともあったそうです。ですから、私たちは一定のペースで走るよりも長距離をさまざまなペースで歩いたり走ったりすることがいちばん身体に合っているという説もあります。[23] ウォーキングなどは単純に思えるかもしれませんが、歩くことは私たちの心身の健康を取り戻すことにとって非常に大きな価値があるのです。

神経系を落ち着かせる――自然の音を聞く

また、自然に触れることも、とても意味があります。私たちは、長い間自然の恵みを受けて暮らしてきました。ですから、私たちは、青い空や緑の木々や、動物たちなどを見ると、自然に「今、自分は安全なのだ」と感じることができるようになっているのです。人間は、鳥や虫の鳴き声が聞こえているときは、肉食獣が近づいてきていないので、「安全である」と感じるようにできています。鳥や虫が出す、高周波の音は、人間の耳には音としては聞こえてきませんが、その振動を察知して、安心感を覚えるのです。人工的に録音したものではなく、実際に鳥の声などの自然音を聞いた方が、集中力が高まるという研究もあります。[24] このように、パソコンやインターネットからではない、自然の音が私たちの神経系を穏やかにしてくれることもあり、自然に触れることは大切なのです。

神経系で「今・ここ」を感じる——崇敬の念を感じる場所を訪れる

私たちは、神社仏閣などを訪れると、自然に呼吸が深くなり、新鮮な気分を味わうことができます。私たちの祖先は、農耕を始めたことによって定住したと言われていますが、一説には、農耕による定住よりも前に、宗教儀式のために人が集まり、そこから定住が始まったとも言われています。[25] イスラエルにある、農耕の最古の遺跡と考えられているものは二万三〇〇〇年前のものです。それよりも古くから、宗教儀式があったのだとすると、かなり古くから人は大いなるものを信じていたとも言えます。さらに、ホモ・サピエンスが出現する前のネアンデルタール人の遺骨にも花が添えられていたという報告もあります。[26] 私たちのなかには、食べ物や水や、赤ちゃんをもたらしてくれ、傷ができても自然に治っていく、そういった恵みをもたらしてくれる目に見えないものへの崇敬の念が古くから息づいているようです。人と接するのが苦手な人は、神社仏閣、教会などを巡ってもよいでしょう。

穏やかな安全の感覚を広げる――動物とあそぶ

現代はペットブームともいわれ、多くの人がペットと暮らしています。小型犬やネコ、ハムスターや小鳥など、日本の狭い住居でも楽しめるさまざまなペットがいます。ペットと触れ合うことで、人間性や社会性が向上したという報告もなされています。[27]

そのなかでも、ここではイヌに注目してみましょう。人間とイヌの共生の歴史は、とても長いそうです。イヌの祖先はオオカミであると言われています。諸説がありますが、イヌがオオカミと分かれてイヌとして進化を始めたのは三万五〇〇〇年前頃ではないかと言われています。この頃、クロマニヨン人の居住跡で、オオカミよりも頭蓋骨が小さいイエイヌと思われる化石が発掘されています。[28] イヌと人間は三万五〇〇〇年にわたり、仲間として一緒に暮らしてきたようです。人間と暮らすことになったオオカミは人間の役に立つことをすることによって餌をもらうことを覚えました。大自然のなかで暮らしながら獲物をとって暮らすよりも、一部のオオカミたちは、人間から餌をもらった方が安定的に食べ物を得ることができ、自分の子孫を残す確率が高いと思ったのでしょう。そうやって、人間と仲良くなるオオカミが出てきて、イヌへと進化したようです。

当時の狩猟採集民は、立派な家を持っていたわけではありません。洞窟のようなところに身を寄せて、夜は火を焚いて肉食獣から自分たちの身を守りました。洞窟の奥の方には赤ちゃんや妊娠中の女性などを寝かせ、その周りに年寄りや子どもたちが寝ました。その周りを屈強な若者たちが取り囲むようにして眠っていました。さらにその輪の外側に眠っていたのがイヌたちです。肉食獣が近づいてきて人間に危険が迫ったときに、いち早く匂いや音で危険を察知し、吠えて人間に肉食獣が近づいてきたことを知らせたのでしょう。また狩りに行くときもイヌたちは人間についていきました。獲物を行き止まりへ上手に追い込んだりして、人間たちが獲物を仕留める手助けをしました。そうやって人間の役に立つ仕事をしたイヌたちが、たくさんのご褒美をもらい子孫を残したのです。

さらにおもしろい言い伝えがあります。エジプトには、「イヌの唾液はお医者様だ」という言葉があるそうです。実際、イヌの唾液の中には、傷の治りを早める成分が含まれていることが知られています。[29] オオカミは、恭順の意を示すときに相手の口を舐めます。また、オオカミの子どもたちは、親が獲物の肉を飲み込んで戻ってきたときに、親の口を舐めておねだりをし、吐き戻してもらって、その肉を食べます。このように、相手の口を舐めて恭順の意を示したり、親愛の情を示すことが、イヌにも引き継がれ、飼い主の口を舐める行動に現れるようです。イヌと一緒に暮らしている子どもの方がアレルギー疾患になりにくいという研究もあります。[30] もちろんイヌから人間にうつる病気もありますので、慎重に考える必要はありますが、人間とイヌは三万五〇〇〇年にわたり一緒に暮らしてきたのですから、お互いの健康に貢献してきたということも十分納得できます。

動物と触れ合うことで人間によい影響があることについても、さまざまな研究がなされています。イヌと飼い主の関係性に関する研究によると、イヌと一緒にいることで、不安が解消されたり、課題遂行能力が上がったり、より幸福感が増したりすることが明らかにされています。[31] さらに、イヌと共生することで高齢者の心理状態と社会性が向上したという報告や、血圧の状態が改善したという報告もあります。[32,33]

このように、私たちに安心感を与えてくれるのがイヌたちです。私のセッションルームでも、いつもコーギー犬がいびきをかいて眠っています。イヌがいびきをかいて眠っているということは、周囲に肉食獣がいないことを表しています。私たちの身体は、何万年にもわたって、イヌのいびきを聞くと、「今は安全なのだ」と解釈するようになっているのです。ですから、言葉は介在していませんが、イヌの存在に身体は無意識のうちに反応します。

脳の深部に届く快の刺激――動物に触れる

その他にネコや小鳥、ハムスターなどの小動物も人気です。こうした動物の手触りを楽しむことも効果があります。人間の皮膚にあるC触覚線維は、脳の深いところにある島皮質《とう》と直接つながっています。この部位は、「自分は何者なのか」というアイデンティティに関わる働きを持つとも言われています。動物に触れるなどの触覚刺激は、この島皮質を刺激します。イヌをはじめ、小動物などを撫でて深い安心感を得ることは、とても意味のあることなのです。

温かいものに触れると、人に対する印象が好意的に変わるという実験があります。[34] 実験室へ向かうエレベーター内で、参加者は温かいコーヒー、もしくは冷たいコーヒーを持たされました。その上で実験では、参加者に架空の人物の特徴が書かれたリストを見せ、その人の印象について評価してもらいました。すると、温かいコーヒーを持たされたグループの方が、その人物を「親切」「寛容」と評価する割合が高まったということです。

また、柔らかいものを触ると、やさしさや協調性が増すという実験もあります。[35] 通行人六四人に五ピースのパズルに取り組んでもらいました。うち半数には、なめらかな布で覆ったピースを、残りの半数には、粗いサンドペーパーで削ったザラザラしたピースを使ってもらいました。その後、全員に宝くじを渡し、それを相手と分け合うゲームに参加してもらいました。すると、なめらかなピースを触った方のグループの七〇％は、もらった宝くじを相手と協調的な姿勢で分けるいっぽうで、ザラザラしたピースを触った方のグループの七五％は、自己中心的な分け方をしたと言います。

身体が温かいと心も温かくなるのは、脳にある島皮質と線条体と呼ばれる部分が反応しているからで、島皮質と線条体は身体の暖かさを感じると活性化しますが、同時に心理的な温かさも活性化するため、やさしさや思いやりといった温かい気持ちを持ちやすくなるのではないかという報告もあります。[36] ですから、ペットなど、温かくて柔らかいものに穏やかな気持ちで触れるということは、私たちの脳の深部に働きかけ、思いやりの気持ちを刺激してくれると考えられます。

神経系をシェイプアップする——ヨガ・ダンス・スポーツ

ヨガやピラティス、ダンス、その他にも身体を使う運動は、すべて神経系に効果があると言えます。発達性トラウマがあると、私たちの身体の動きはぎこちなくなると言われています。つねに神経系が過剰に覚醒し、興奮していたり、あるいは凍りついたりしていると、スムーズな身体の動きが損なわれてしまうのです。ですから、運動をすることによってコーディネーションのとれた統合された身体の動きを身につけていくことは、身体からのトラウマ解放に大いに役に立ちます。自分が気持ちよければ、激しい動きのスポーツでもよいのですが、可能なら、ヨガや太極拳のような、ゆっくりとした動きで、身体をスムーズに動かした方がより望ましいでしょう。トラウマを抱えて傷ついた神経系に穏やかな作用を及ぼすことが明らかにされています。[37]

たとえばヨガなら、初めから複雑なポーズを目指さないで、簡単なリラックスのポーズを一日に五分程度やってみるだけでもよいのです。インターネット上には、無料で見られるヨガの動画なども多数ありますので、自宅で簡単に始められます。

またバレエやダンス、日本舞踊などもとても役に立ちます。先生が踊るのを真似して自分も一緒に踊ったり、あるいは群舞で皆と一緒に息を合わせて踊ったりすることによって、お互いの神経系を協働調整し合う効果が期待できます。

免疫システムに働きかけ神経系を安定させる――笑う

ノーマン・カズンズは一九七〇年代以降、「楽観と笑いが健康によい」ということを社会に大きくアピールしました。カズンズは、アメリカを代表する編集者でしたが、一九六四年に膠原病を発症し、全快の可能性は五〇〇分の一という宣告を受けてしまいます。そこでカズンズは絶望する代わりに、病気の原因がハードな仕事に由来するストレスなら、「愛や、希望や、信仰や、笑いや、信頼や、生きることへの意欲が治療的価値を持つこともありえるのではないか」と考えました。そして、自身も健やかさを取り戻すとともに、楽観と笑いのさまざまな効用についての情報を世界にもたらしました。[38]

さらに、笑うことは万病の特効薬と言われています。笑うと、ストレスホルモンであるコルチゾール値が低減し、不安が改善されるという報告もあります。[39] また、心から笑う人は、円満な結婚生活を送り、幸福度も高いという報告もあります。[40]

「安全である」と感じられなければ、心から笑えません。ですから、笑っているということは「安全である」と感じていることにもなります。「安全である」と感じられているときは、自律神経系のなかでも腹側迷走神経系が活発に働き、社会交流システムがうまく機能します。そうすると、人とうまくやっていく助けになるでしょう。また、内臓も整えられ、より健康的に過ごせるでしょう。そういう意味で、「笑い」はよいことずくめです。発達性トラウマによって「笑い」を失ってしまった人は、あとからそれを埋め合わせる必要があります。

不適切養育を受けていたために、あなたが今心から笑えないとしても、その状態のままでいると、幸福になることからますます離れてしまいます。ですから、足りなかったものをあとから自分で補うことが大切です。コメディーを楽しむのもよいでしょう。落語も、普遍的なおもしろさがあり、すでに知っている話で、展開はわかっていても、何度聞いても不思議とまた笑えます。なお、お笑いやコメディーについては、質のよいものであることが必要です。お互いをバカにしたり、暴力行為や暴言などが行われているブラックな笑いを楽しんでも、私たちが本質的に求めている「安全である」という感覚を味わうことはできません。「安全である」という本質的な快感を味わうことができなければ、神経系によい影響を与えることもできません。ですから、思いやりあふれた、見ていて心温まるようなコメディーを楽しむことが大切です。

心臓の鼓動を通して健やかさを養う——歌う

歌うことが心身によい影響を与えることに関しては、多くの報告があります。[41] まず、歌うということは、表情筋や咽頭、喉頭に刺激を与えますので、社会交流システムの働きを活発にします。さらに、歌っているときは、息を大きく吸い、ゆっくりと吐き出します。ということは、吸う息よりも吐く息の方が何倍も長くなります。これは、心臓のペースメーカーと言われている洞房結節に接続している腹側迷走神経系に影響を与えます。

心臓の鼓動は、息を吸うときは少し早くなり、息を吐くときは少し遅くなることが知られています。これは、呼吸性洞性不整脈と呼ばれ、生まれてから死ぬまでずっと働き続ける心臓が少しでも休もうとする自然な働きで、健康的な揺らぎとも考えられています。歌うことで吐く息が長くなりますから、この心臓の鼓動の揺らぎの幅も自然に大きくなります。そして、意図していなくても、これが身体にとっては、「今は安全なのだ」という合図になるのです。

さらに、周りで仲間が同じように声を出していることも、安全の合図になるでしょう。参考までに付け加えますと、ポリヴェーガル理論の提唱者のポージェス博士も、この呼吸性洞性不整脈については多くの研究をされています。本書では、専門的なことは割愛しますが、書籍などでも詳しく説明されています。[42]

ヨーロッパのアルプス地方には、ヨーデルという歌があります。ヨーデルは、昔ヒツジ飼いたちが山間で仲間とお互いの存在を知らせ合うために歌っていたと言われています。低音域の地声と、高音の裏声を組み合わせ、長く声を響かせます。ヒツジ飼いたちは、ヒツジに草を食べさせるために山に入ると、たった一人で何か月も過ごすと言います。そのとき、お互いに一人ではないことを確認し、お互いへの思いを伝えあうのにヨーデルを歌って声を山間に響かせてコミュニケーションしたと言われています。これは、声の韻律でお互いに仲間がいて、今は安全であるという意識を高めあう、非常に原初的な方法であると考えられます。さらに、この発声方法は、オオカミの遠吠えとよく似ています。山間部でもよく響くような声には、共通点があるのでしょう。太い低音の地声と、高い裏声を組み合わせて、オオカミたちはさかんに遠吠えをします。これは、縄張りを示したり、はぐれた仲間を呼び戻したり、家族の絆を強めるために行うと言われています。[43]

こうした、低音の地声と裏声を組み合わせ、韻律に富んだ声を出して絆を強めるのは、社会交流システムを持つ哺乳類の特徴かもしれません。歌うことは、神経系と直結しており、私たちに健やかさをもたらしてくれます。

音の刺激で神経系を調整する――聴く

ポージェス博士は、聴くことにも注目しています。私たちは、何気なく周囲の音をすべて聞いているように思っているかもしれませんが、無意識のレベルで音を聞き分け、情報を処理していると言われています。中耳の構造の中に、あぶみ骨筋という筋肉があります。それは、身体の中でも一番小さい筋肉とも言われており、鼓膜の状態を調整しています。ちょうど、太鼓の皮を引っ張ったり、緩めたりするように働いており、ほどよくあぶみ骨筋が張り詰めていると、周囲の低周波音の雑音を取り除き、比較的高周波の人間の声を集中して聴けるようになります。安全であると感じているときは、あぶみ骨筋もほどよく張り詰めて、人との会話を楽しむことができます。いっぽう、ニューロセプションが安全ではないと告げているときは、あぶみ骨筋も、周囲から捕食動物の唸り声のような、低周波の危険な音を聞き分けようと機能し、人の声に集中できなくなります。

ポージェス博士は、この原理に基づいて、**リスニング・プロジェクト・プロトコル**（ＬＰＰ）というプログラムを開発しました。コンピュータによって変調された音声を一定期間聴くことで、中耳の神経的制御を活発化させ、調整することで聴覚過敏を軽減することに成功しています。これは聴覚過敏を和らげるとともに、生理学的状態を落ち着かせ、自発的な社会交流システムを促すと言われています。[12] 主に、自閉症スペクトラム障害の方に用いられていますが、トラウマ・サヴァイヴァーの方にも、特別な注意の下に応用されています。

不適切養育によって発達性トラウマを負った人のなかには、聴覚過敏に悩まされている人も多いようです。また、つねに神経が張り詰めていて、警戒状態にある人にとっても、耳から安全の合図が入ってくるようにして、神経系を休めることは、回復の助けになると考えられます。

ＬＰＰで聞かせる音声は、いわば大げさに抑揚をつけた声とも言えるとのことです。このように、抑揚のある声を聞くことは神経系を落ち着かせる効果があるようです。この点について、ポージェス博士は、お母さんが赤ちゃんをあやすときの声には、こうした心を落ち着かせる抑揚があると言います。

スウェーデンに伝わるキュールニングという歌があります。ディズニー映画の『アナと雪の女王2』でも、エルサだけに聞こえる不思議な声のモデルとされたと言われています。これは、夏の間、スウェーデンの山間地帯で、女性が放牧しているウシを呼ぶために歌うもので、独特の発声法であり、抑揚に富んだ歌声です。これも、同じ哺乳類であり、腹側迷走神経系を持つウシに通じるのでしょう。また、コーラスをアレンジしたアディエマス（Adiemus）という音楽アルバムがあります。これは、ウェールズの作曲家のカール・ジェンキンスによるアルバムシリーズで、抑揚に富んだ歌声が特徴的であり、民族音楽のようだとも言われています。アディエマスの音楽を聴いていると、なんとも不思議な感覚に包まれるのですが、これは腹側迷走神経系が刺激されるときの感覚かもしれません。

さらに私は、日本の民謡にも、こうしたいわば大げさな抑揚があることに気づきました。日本の民謡の、こぶしをきかせた強弱のある歌い方は、安全であるという合図を送り、腹側迷走神経系の働きをサポートし、心を落ち着かせるのではないかと思います。昔の人たちが、農作業の合間に励まし合ったり、収穫の喜びのなかで輪になって踊るとき、こうした社会交流システムを促進する歌を歌ったのかもしれません。

民謡に限らず、好きな音楽を聴くことは、私たちの心を幸せな感覚で満たしてくれます。音楽を使って、精神を安定させたり、社会性を高めたり、医療的介入の効果を促進させたりするものに、「音楽療法」があります。音楽がもたらす効果については、学際的な研究も行われています。

ポージェス博士は、会話においても、どのような表情で、どのような声の調子で話すかによって、相手の受け取る印象が変わると言います。たとえば、「ありがとう」という一言でも、にっこりとほほ笑んで目を見つめてやさしく言うのか、元気よく言うのか、ぼそぼそと言うのか、目をそらし口をへの字に曲げて言うのかによっても、そこから発せられる合図は変わってきます。安全であるという合図をたくさん受け取れば、神経系は自然に安定してくるでしょう。ですから、発達性トラウマを抱え、苦しい思いをしている人は、なるべく自分に心地よい音や声を聴かせてあげるとよいのです。ポリヴェーガル理論が教えてくれるように、耳からのやさしい安全の合図は、全身の状態によい影響を与えてくれるはずです。

社会性を高め、生きやすい神経系を培う——あそび

遊びには、いろいろな形があります。みんなで一緒に余暇活動などをして楽しむことも遊びですし、ひとりでコンピュータゲームを楽しむことも遊びです。しかし、ポリヴェーガル理論においてポージェス博士は、哺乳類特有の神経エクササイズとしての「あそび」を提唱しています。本書では一般的な「遊び」と区別するために、「あそび」というひらがなをあてています。

ポージェス博士は、「あそび」とは、「機能的に、神経系の三つの状態、つまり社会交流、可動化、不動化の状態を、恐れを感じることなく行ったり来たりできるようにするための、哺乳類特有の神経エクササイズである」として、一人で楽しむコンピュータゲームなどとは区別しています。[12] このように、腹側迷走神経系、交感神経系、背側迷走神経系の状態を、スムーズに行き来し、人と恐れを持たずに交流することができるようになるために、子どもはあそびを通して自分の神経系を鍛えているのです。ポージェス博士は、コンピュータゲームでは、こうした社会性を高めることができず、単に交感神経系による〈闘争／逃走反応〉が刺激されると述べています。

また、博士は、哺乳類における遊びの決定的な特徴として、顔と顔を見合わせて交流することが挙げられる、と述べています。神経系のエクササイズとしてのあそびでは、顔と顔を見合って、お互いに安全の合図を送り合い、顔が見えないときは、声でそれを相手に伝えます。

あそんでいるときは、少し交感神経系も興奮しています。しかし、腹側迷走神経系の働きによって、ほどよく攻撃性を抑え、刺激を楽しみながら、社会的な交流を楽しみます。

発達性トラウマを抱える人は、子どもの頃にこうしたあそびをしてもらっていないことがしばしばあります。ですから、小さな刺激も「怖い」と感じたりしますし、そもそも人と一緒にいて安全だと感じられないために、あそびも楽しめなかったりします。生きづらさの陰には、このように、子どもの頃から人と一緒にいて楽しむための神経系のエクササイズが適切に行われていなかったという理由が隠れているかもしれません。性格が暗いのではなく、神経系の準備が整っていないのです。

小学生の頃、ドッジボールが怖かったというクライアントがいました。彼女の家庭では厳しい体罰があったそうです。ボールを当てられる側に回って、決められた四角の中に入らなくてはならないのは、彼女のニューロセプションでは「逃れられない攻撃」でした。体罰の体験がフラッシュバックしてくるのでしょう。絶望と恐怖に固まってしまい、逃げることもできず、ボールを当てられて外に出て、そのあとは、なるべく誰にもボールを当てないようにしていたということです。こうした態度は、発達性トラウマについての知識がない学校の先生にとっては理解できません。みんなが活発にあそんでいるのに、彼女はまったく協力せず、両手を力なく両脇に垂らして蒼白で硬い表情をしているのです。彼女は、先生から協調性がないと注意を受けました。健全な子どもにとっては、スリリングでワクワクするあそびも、発達性トラウマを抱える子どもにとっては、絶望と凍りつきの体験になります。

ですから、発達性トラウマを抱えた人が健やかさを取り戻すためには、神経エクササイズとしてのあそびは大いに役に立つのですが、いきなり大勢の人と無理にあそぼうとしても逆効果です。そういう意味では、人が遊んでいるのを眺めることからスタートしてもよいでしょう。スポーツ観戦や、みんなが楽しんでいる様子を映したテレビの番組を見るのも、神経系エクササイズの準備運動としては上々だと思います。小さなことからスタートするとよいでしょう。

神経系をつくる材料――食事と腸内菌叢

発達性トラウマの影響のために、気分が落ち込みがちだったり、イライラしたりなど、自分を大切にすることができない状態だと、食事にも気を配れないのですが、よい食事をとらないと、自分を大切にする意欲がわきません。ここが、なんともつらいジレンマです。

私たちの身体は、私たちが食べたものでできています。神経系も、そうです。ですから、自分の神経生理学的な状態を変えるためには、自分の身体をつくる材料である食事に気を配ることが大切です。気分が鬱々としているのに、食事のことなど考えられないかもしれませんが、小さなことから試してはいかがでしょうか。たとえば、糖質や脂質の多いスナック菓子を食べる代わりに、簡単に食べられるバナナやミカンなどの果物にしてみるなど、取り組めるところから始めてみることをおすすめします。

最近は、腸内菌叢《きんそう》がとても大切であるということが言われるようになりました。腸の中には、いろいろな菌が住んでいます。身体によい作用をする菌が増えると、健康が増進され、反対にそうした菌が少なくなって、身体に良くない作用をする菌が増えてしまうと、さまざまな健康上の問題が生じてくると言われています。

また、気分を落ち着かせる物質であるセロトニンは、腸で産生されると言われています。さらに、ビタミン12が不足すると、うつ病にかかりやすいと言われていますが、ビタミン12は食物には含まれておらず、腸の中に適切な食物が届けられたときに、腸内細菌によって生成されると言われています。[44] つまり、お腹の調子がよくて、よい食べ物が入ってきたときに、鬱々とした気分が晴れてくるのに役立つ成分が腸の中で作り出されると言うのです。

また、先に書きましたように、脳から内臓へ情報を伝える神経線維は二〇％、内臓から脳に情報を伝える神経線維が八〇％ですから、腸の調子がよければ、気分もよく感じられるということが想像されます。最近では、「腸活」という言葉さえあるようです。

ただ、現代社会では、この「腸活」がなかなか難しいのです。私たちの身体は、狩猟採集民だった頃とそれほど大きく変わっていません。しかし食生活は劇的に変化しています。狩猟採集民だった頃は、自然のなかにあるものしか口にすることはありませんでした。木の実や草、雑穀、虫、魚介類や肉などを食べていたようです。果物も、今スーパーに売っているような大きくて甘いものではなく、実も小さくて酸っぱい、繊維質の多いものだったことが想像できます。肉にしても、繊維質だらけでいくら噛んでもなかなか噛み切れないような肉だったようです。ケーキもチョコレートもありません。ですから、糖質はあまり摂取できず、食物繊維や身体によい脂質であるオメガ3脂肪酸が豊富に含まれていたものを食べていたようです。

脂肪にもいくつかのタイプがあり、オメガ6脂肪酸は、身体の中で炎症を起こし、脳障害や心臓疾患のリスクを高めるいっぽう、オメガ3脂肪酸は、脳機能を高め、炎症を抑え、有害なオメガ6脂肪酸と戦ってバランスを保つ働きがあると言われています。狩猟採集民では、このオメガ6脂肪酸とオメガ3脂肪酸の割合は一対一程度でしたが、現代ではこのバランスが大きく崩れて、オメガ6脂肪酸の摂取量が天文学的に増えているという報告もなされています[45,46]。

すでによく知られていることではありますが、腸内によい菌を増やすためにも、健康的な食事をすることが大切です。食事については、諸説があり、宗教上の決まりに従っている人もいますし、また、その人の体質にあっているかどうかも大切なようです。ですから、何がよいかは一概に言えませんが、基本的には、主食、野菜、肉、魚、豆類、海藻、果物など、バランスのとれた食事をとっていれば、大筋間違いはないと思われます。ニューロセプションによいバランスを取り戻すためにも、腸をはじめとした内臓の状態をよい方向に持っていってあげることが大切です。

そのように考えると、今、巷にあふれている便利でおいしいものを食べているだけでは、元気の素が不足してしまうようです。草や虫、酸っぱい実や、硬いナッツ、噛み切れないほどの硬い肉などの食事は、どう考えてもおいしそうではありませんが、私たちの身体は、こうしたものを食べているとき、もっとも健康的であるように、進化してきたのです。現代人の私たちが、いきなり白米をやめてドングリを食べるというわけにはいきませんが、少しでも身体が欲しがっているものを取り入れてあげる工夫が必要でしょう。私は、生野菜やお浸しなどを食べるときに、オメガ3脂肪酸を豊富に含んだ亜麻仁油を少しかけるようにしています。こんな小さな心がけでも、元気の素になっていると信じています。栄養学などの詳しいことは、身体によい食物や食事法などに関するさまざまな本が出版されていますので、ご自分に合ったものを探してみるのもよいと思います。

腸内菌叢を守る――薬はよく判断して飲む

治療のために必要な薬はきちんと飲むことが大事ですが、安易に抗生物質を多用すると、せっかく育った大切な腸内菌叢が死んでしまうとも言われています。薬は、本当に必要なときに医師の指示に従って服用するようにし、あとは、なるべくよく休んで体調を整えることがよいようです。仕事を休めない現代人にとっては難しいかもしれませんが、可能な限り、身体のリズムを尊重することが理想です。

また、虫歯で痛みがあるとき、急場しのぎに痛み止めを飲むことは必要かもしれませんが、痛み止めで虫歯が治るわけではありません。それと同様に、発達性トラウマの対処療法として漫然と薬を飲み続けることは、あまり効果的ではないという意見もあります。実際に、発達性トラウマに対しては、薬物治療よりも心理カウンセリングの方が効果があるという研究報告もあります。[47,48]やはり、ソマティックなアプローチによって、身体全体の健やかさを取り戻していくことが大切です。

自律神経系に働きかける——自律訓練法

少し専門的になりますが、「自律訓練法」もとても役立ちます。これはイメージを順番に思い浮かべていって心と身体をリラックスする方法です。手足が重たいとか、手足が暖かいとか、こうした言葉を順番に思い浮かべていきます。やり方を解説した本なども出ていますから、調べてみてもよいでしょう。個人的には、私はこの「自律訓練法」にはずいぶん助けられました。幼い頃のトラウマ的な体験から、私は乗り物、特に飛行機に乗るのが怖かったのですが、「自律訓練法」を使うことによって、世界のいろいろなところに行けるようになりました。今でも飛行機は少し怖いのですが、飛行機が気流の悪いところを通過し、揺れているときは、私は飛行機の中でこの自律訓練法を行っています。

神経系にポジティブなルートをつくる――三つのよいこと

これはポジティブ心理学の研究から明らかになったことですが、夜寝る前にその日にあった三つのよいことを思い浮かべる習慣を続けていくと、次第に気分が明るくなり、希望がわいてくるという報告があります[49、50]。ちょっと非科学的に思えるかもしれませんが、科学的な手法で検証されています。脳は寝ている間に物事を反復練習しているということが明らかにされています。寝る前によいことを見つける習慣をインプットすると、寝ている間にそれが反復されるという仕組みのようです。発達性トラウマを抱える人は、悲観的なこと、うまくいかないことに意識を集中する傾向があります。そのため、周囲からもよくないことの兆候を探し出す癖がついています。ですから、それをよいことを探す習慣に切り替えていくことがとても大切なのです。

よいことと言っても、発達性トラウマを抱えている人は、なかなか見つけられないかもしれません。三つのよいことも、とても小さいことから始めるのがポイントです。「朝起きたら、スズメの声が聞こえてかわいいと思った」「トーストがこんがりとうまく焼けた」「朝のコーヒーがよい香りだった」というようなことに意識的に気づくようにします。発達性トラウマを持つ人は、今の苦しみがあまりにも大きいので、「『三つのよいこと』など、焼け石に水だ、もっと大きなよいことがない限り、自分は楽にならない」と考えがちです。これが、かえって回復を遠ざけてしまいます。残念ながら、あなたの神経系を一瞬で楽にする薬はありません。「千里の道も一歩から」と言いますので、つらいと思いますが、試してみていただきたいです。

C触覚線維を刺激する――タッチ

もう一つとても役に立つものがあります。それはタッチです。マッサージをしてもらうことなどは、代表的なタッチですし、マッサージを受けなくても、自分でそっと自分の身体に手を置くだけでもタッチと言えます。セルフタッチは誰でも簡単にできて、効果があります。

タッチの研究では、桜美林大学リベラルアーツ学群教授の山口創博士がよく知られています。山口教授は、一秒に五センチから一〇センチ程度のスピードで皮膚をマッサージすると、C触覚線維がもっとも興奮するということを発見しました。[51] 先ほども説明しましたが、C触覚線維は、島皮質という脳の深いところに直接つながっています。島皮質は、自分は誰なのかというアイデンティティを司っているとも言われています。また自分の身体がどのようになっているのか、自分の身体の境界線がどこにあるのかを意識できる部位とも言われています。また、相手の気持ちを察するときに反応する部位であるとも言われています。こうした社会的な交流とも関係する、人間としての大切な機能を持った脳の深い部分が、タッチによって刺激されるようです。

発達性トラウマでは、しばしば境界線が侵害されています。たとえば叩かれたりすることは、子どもの身体の境界線への侵害でもあります。さらに好ましくないタッチをされたり、手を無理に引っ張られたり、抱っこされたくないのに無理に抱っこされたり、無理にきらいなものを食べさせられたり、子どもの意思と関係なく、さまざまな身体の境界線の侵害が行われたことがあったと想像できます。したがって、適切なタッチによって自分の身体の境界線の感覚を取り戻し、「快」の感覚を味わい、そして自分のアイデンティティを再構築し直すことはとても有効なことです。気持ちよくウォーキングしたあとで、少し自分の身体をセルフタッチしてみるのもよいかもしれません。

12 セラピーを受ける

専門家のサポートが必要な状態とは?

心身に重大な問題が現れてきているときは、すみやかに専門家のサポートを得ることが必要です。ひどいイライラが続いたり、気分が鬱々として苦しかったり、悲しみ、怒り、絶望の間をジェットコースターのように行き来したりして、仕事に行くこと、人間関係を持つことが難しい、あるいは食事や睡眠、入浴や歯磨きなどの基本的生活習慣を保つことが困難になっているときは、専門家のサポートが必要です。「死にたい」「消えたい」などの思いが、しばしばわいてくるようでしたら、それも専門家のサポートが必要な状態です。また、怖いことなどを突然思い出して苦しみを再体験するフラッシュバックが起きるとか、あるいは、特に思い当たる経験もないのに、しばしば、ふとしたときに怖い映像や思考などが突然頭の中にわいてきて悩まされるといったことも、トラウマの症状である可能性があり、専門家の介入が必要です。パニック障害、強迫性障害などの状態が強く出ていて、日常生活に支障が出ているときも、専門家に診てもらいましょう。また身体の不調がひどく、痛み、吐き気、悪寒などがある場合も、専門家の助けが必要です。

身体の不調についても、実は心が関係していることも多いのです。喘息、めまい、片頭痛、疼痛、過敏性腸症候群、肥満、高血圧なども自律神経系が大きく関わっていると言われています。もちろん、医師の診断を仰ぎ、服薬などを適切に行うことは大切ですが、発達性トラウマがその根底に潜んでいる場合には、トラウマケアを同時に行うことも有効です。

発達性トラウマを持つ人は、じっと一人で我慢し、人に相談しない傾向があります。体調が非常に悪くても、自分がまずい状態にあることに気づかなかったり、自分など、治療するに値しないと考えたりすることもしばしばあります。こうした傾向性自体が、発達性トラウマの特徴とも言えます。完全に落ち込んで、凍りつきに入ってしまうと、自分で抜け出すことが困難になってしまいますので、可能なら、「これはおかしいのではないか？」と思ったときに適切なサポートを得る必要があります。

人生の振り返りには専門家のサポートを

右に挙げたような、せっぱ詰まって苦しい状態ではなくても、専門家のサポートを得る方がずっとよいこともあります。長い期間、孤独な状態で努力を続けて苦労するよりも、専門家のサポートを得ながら整理していった方が、安全で効率的でもあります。

生きづらさから癒されていくためには、自分自身がどのように育てられてきたか、不適切養育がなかったか、一度振り返ってみる必要があります。こうした振り返りの作業のなかで、自分の親に対する怒りがわいてくるかもしれません。あるいは、子どもの頃のつらさや悲しさがこみあげてきて、泣いてしまうかもしれません。「こんないやなことを思い出したって、今さら何も変わるわけではない」と、つらい思い出にもっと固くフタをしてしまいたくなるかもしれませんが、専門家のサポートを得ながら、丁寧に、自分にも親にもやさしい眼差しのなかで、振り返りをしていくとよいと思います。

セラピストによく聞いてもらおう

セラピーを受けるときは、自分がどれほどつらかったか、悲しかったか、怒っているか、といったことを丁寧に聞いてもらうとよいと思います。自分のつらさを十分にわかってもらえたと実感することができたら、「これは自分や親だけの問題ではなかった」、「人類の負の遺産なのだ」と、感じられるようになってくるかもしれません。

いずれにしても、「自分の性格の問題なのだ」といった自責の念から自由になり、適切なサポートを得て、発達性トラウマによって生じている「生きづらさ」を、「生きる力」へとシフトしていくことが大切です。

セラピストの選び方

今は、セラピー花盛りで、インターネットを検索するとさまざまな情報があふれています。私のところに来るクライアントたちにも、いろいろなセラピストとセッションをした経験を持つ人もいます。なかには、ホームページによいことが書いてあったので行ってみたものの、さんざんお説教され、恐ろしい思いをして、セラピー自体への信頼を失ってしまったという人もいます。あとで落ち着いて調べてみたら、特に信頼できる資格も持っておらず、ただ一般受けするようなイメージのよいホームページを作っているだけだったようです。

セラピストとのよい出会いは、とても大切です。セラピストがどういう専門的教育を受けてきたのか、その結果としてどういう資格を持っているのか、場所、料金、キャンセル料のシステムなど、あらかじめチェックしておくことも大切です。きちんと説明してくれないとしたら、そもそものようなところはやめておいた方がよいでしょう。評価が高く、人気のあるセラピストは、キャンセル料の規定を持っている人が多いです。また、気軽に「セッションの予約を変えてください」と頼んだら、キャンセル料が発生してしまうということもあります。セラピーは、美容院やレストランのように、比較的気軽に変えてもらえる予約とは違いますので、気をつけましょう。

心理療法家の資格としては、国家資格として「公認心理師」があります。また、大学院で学び、試験に合格した人だけが取得できる「臨床心理士」の資格もあります。これは国家資格ではありませんが、非常に信頼されている社会的評価の高い資格です。このどちらか、あるいは両方の資格を有しているということは一つの目安になります。

いっぽうで、こうした資格を持っていなくても、経験豊富で腕のよいセラピストも多くいます。また、こうした資格を持っていても、実力不足と言われても仕方ないようなセラピストもいます。ですから、やはり個別に確認するのがいちばんです。また、今はさまざまな心理療法が日本でも行われており、こうした技法を専門的に打ち出しているセラピストもいます。その場合、まずそれがきちんとした技法として信頼できるものであるかどうか調べてみることも大切です。

また、セラピストとの相性も大事です。自分にとって、セラピストは男性がいいのか女性がいいのか、セラピストの年齢によっても心地いいと感じるかそれとも何かいやなことを思い出してしまうか、など影響があるかもしれません。通いやすい場所にあるかどうかも重要です。ですから、何件か回ってみて自分にしっくりくるところを選んでもよいと思います。

いずれにしてもセラピストを選ぶときは、発達性トラウマについての理解があるか、発達性トラウマに関する専門的なトレーニングをきちんと受けているかどうかをチェックしておくとよいでしょう。偉い先生から助けてもらおうと考えるのではなく、主人公は自分なのだから、自分のニーズを満たしてくれ、ふさわしいサポートをしっかりと提供してくれる専門家を探すことを意識しましょう。あくまでも、あなたが軸であり、あなたがお金を払って、あなたという軸を支えるための専門的な支援を入手すると考えましょう。

ソマティックなセラピー

トラウマ療法としてよく知られているものにＥＭＤＲがあります。ＥＭＤＲはＷＨＯによって、トラウマに効果があると認められています。日本にも専門の治療家がいます。その他にソマティックなアプローチを行うものとしては、ブレインスポッティング、ブレインジム、ホログラフィートーク、ボディコネクトセラピー、ＴＦＴ、さらにあとで詳しく説明するソマティック・エクスペリエンシング（Somatic Experiencing®, ＳＥ™）などもありますし、身体に触れたり動かしたりすることでバランスをとっていく方法としてはロルフィング、アレキサンダーテクニーク、フェルデンクライス・メソッドなどがあります。また心身のバランスをとって生命力を取り戻す方法としてはバイオダイナミクス・クラニオセイクラルなどもよく知られています

じっくりと取り組む

どのような技法を試してみるにしても、やはりある程度の時間をかけてじっくりと取り組むこ

とが必要です。私は、よくクライアントに盆栽のたとえを話します。松の枝ぶりがもう少し曲がっていた方がいいなと思ったとします。でも、いきなり力を加えて曲げてしまうと枝は折れてしまいます。ですから、盆栽を作っていくときは、枝をほんの少しだけ曲げてしばらく待ち、またその次にほんの少しだけ曲げて、少しずつ枝ぶりを整えていきます。神経の枝も生きていますから、急には曲がりません。生きているものを組み替えていくのですから、じっくりと時間をかける必要があるのです。

また、ソマティックなアプローチは派手な変化が見られないので、効果がないような気がすることもあるでしょう。やはり、ここはセラピストを信頼しながらじっくりと取り組んでいきます。もし、変化が少なくて心配になったら、セラピストに正直に話してみましょう。そこでどう対応するかでも、セラピストの資質がわかります。丁寧に納得できるように説明してくれないなら、セラピストを代えることも視野に入れましょう。じっくり取り組むことは大切ですが、「おかしいな」と感じたら、誰かに相談してみてもよいでしょう。あまり次々にセラピストを代えることは効果的ではないいっぽう、不適切な対応を行うセラピストのところに留まる必要はありません。

ソマティック・エクスペリエンシング・トラウマ療法

では、ここで私が専門にしているソマティック・エクスペリエンシング・トラウマ療法（S

E™）についてお話ししたいと思います。

SE™は神経生理学心理学博士のP・A・ラヴィーン博士が考案しました。その始まりは五〇年前に遡ります。ラヴィーン博士は、動物の行動に興味を抱きました。サバンナでは、ライオンやチーター、ハイエナなど多くの肉食獣がいます。そんななかでシマウマは悠々と草を食べています。いつ襲われるかわからない状況でもあるにもかかわらず、シマウマはおどおどしていません。その上、もしライオンに追われてギリギリ命が助かっても、シマウマはその体験によってPTSDにはなりません。やはり、何事もなかったように悠々と草を食べています。「ライオンに襲われて以来、草の味がしない。草原も灰色に見える」と言うシマウマは、たぶんいないでしょう。

人間がもしライオンに追いかけられたら、どうでしょう？　そのときの恐ろしい経験を思い出して、悪夢を見てうなされたり、少しでも大きな音がすると驚いて机の下に逃げ込んだりするかもしれません。また、道を歩いていて向こうから少し大きいイヌが歩いてきたら、それがライオンではないとわかっていても、ライオンに襲われたことを思い出して、恐怖で心臓がドキドキし、冷たい汗をかき、目を見開いて逃げ出すかもしれません。では、人間とシマウマの違いは何なのでしょうか。

7章でも述べたように、シマウマはライオンに追いかけられ、もはや助からないと思った瞬間に気を失い、凍りつきに入ります。必死で逃げているときは交感神経系が優位な状態です。しかし、いよいよ助からないとなると副交感神経系のなかでも背側迷走神経系が優位となり、急ブレーキをかけたようにシャットダウンの状態に入ります。身体がぐったりとして、心臓の動きがゆっくりになります。呼吸もゆっくりになります。そして、万が一食べられてしまっても、痛みをあまり感じないようになります。ぐったりとして動かなくなったシマウマを見て、ライオンはシマウマを置いて歩み去るかもしれません。シマウマは数分たつと、気絶した状態から息を吹き返し、身体を震わせ一目散に逃げていきます。

人間は、脳が高度に発達しているためにシマウマのように身体を震わせて、交感神経系の活性化を身体の外に出し、その後恐ろしかったことは忘れて健やかに悠々と草を食べるということができないと言われています。[52] また、警戒を解くことができないために、繰り返し恐怖を味わい、疲弊してしまうとも言われます。[42] そこで人間は、PTSDの症状を発症します。PTSDとは警戒状態がずっと続くということです。危険が去ったら興奮状態を鎮め、高度な警戒を解き、人生を楽しむことができればよいのですが、神経系の活性化をうまく脱活性化することができないと、いつまでも警戒モードが続いてしまうのです。

ポリヴェーガル理論とトラウマ学の出会い

ポリヴェーガル理論を構築したポージェス博士とラヴィーン博士は、知己の間柄で、お互いに触発しあいながら、それぞれの道で研究を進めていったと言います。ラヴィーン博士は、動物の行動から、〈凍りつき反応〉が起きる仕組みに興味を持っていましたし、ポージェス博士は、新生児医療などを通して、無呼吸が起きる仕組みに興味を持っていました。その二人がカリフォルニアで出会い、意気投合したと言います。ポージェス博士は、自分の考えたポリヴェーガル理論と、トラウマ学に接点があるとは初めは考えていなかったそうです。ところが、トラウマセラピーを行っているセラピストたちが、ポリヴェーガル理論の潜在的な価値に気づきます。

なぜ人間は恐ろしい場面で凍りついてしまうのか。逃げたり戦ったりせず、気を失うのか。トラウマを抱えた人は、興奮したり、ひどく落ち込んだり、感情の調整ができないのはなぜか。胃腸の調子が悪かったり、ホルモンバランスや、免疫力などが崩れてしまうのはなぜか。セラピーの場面では、なぜ小さな刺激でも過剰に反応し、セッションがなかなかうまくいかないのか。こうした問題に、ポージェス博士のポリヴェーガル理論が明快な答えを出してくれたのです。これは、意識して行っている反応ではなく、自律神経系の調整不全の問題だということを、科学者の立場から、ポージェス博士が説明してくれたのです。SE™は、ポリヴェーガル理論に基礎を置いたソマティックなアプローチとして、代表的なものと言ってもよいでしょう。[53]

SE™の技法

SE™では身体の感覚を追跡する〈トラッキング〉という技法を用います。そして、〈タイトレーション〉といって、ほんの少しずつ安全に、行き場のなかったトラウマのエネルギーを解放していきます。こうした作業を安全に行うことができるように、〈リソース〉と言われる心地よい感覚や心地よいイメージなどを思い浮かべることもやっていきます。

SE™では、未完了の自己防衛反応の完了を目指しています。たとえば子どものときにコップをひっくり返して水をこぼしてしまい、そのことで親からひどく叱られたとします。たしかに水をこぼしてしまったことはいけないことかもしれませんが、子どもはまだそれほど器用ではないので、うまくいかないこともあるのです。それに対して大きな声で怒鳴ったり、激しく責めたり、罰を与えたりするのはやりすぎですし、不適切養育と言えます。このようなとき、子どもは恐怖に凍りついてしまいます。

もし、親に育ててもらえなくても自分で生きていくことができれば、このような理不尽な親のもとを去っていけばよいのですから、それほどショックを受けることはないでしょう。でも子どもには、その親に頼るしか生き残る術がないのです。ですから、「この人を怒らせてしまったら自分は生きていけない」と思うと、恐怖に凍りついてしまい、言い返すことも、あるいはその場を逃げ出すこともできなくなります。

つまり、戦うことも、逃げることもできず、どちらも未完了なままなのです。発達性トラウマを持つ人はこうした未完了の経験がたくさんあると考えられます。それが神経系にとって大きな負担になります。

SE™による発達性トラウマの解放

SE™は、身体に衝撃を受ける事故や加害行為などに対して、未完了の自己防衛反応を完了するというプロセスを導き出し、身体に蓄積されたトラウマのエネルギーを解放していきます。SE™は発達性トラウマには対応していないという意見もありますが、私は発達性トラウマの解放にもSE™は非常に有効だと思っています。私は、実際にセッションのなかでSE™の技法を大いに使っています。なぜなら、不適切養育を受けた過程で、子どもが自分を守ることができなかった体験、すなわち未完了の自己防衛反応がたくさんあるからです。

発達性トラウマを持つ人は、非常に多くの悲しかったり怖かったりといった出来事を体験しています。それらを思い出していくと、芋づる式に記憶がよみがえっていくこともあります。悲しい体験が一〇〇回あったからと言って、一〇〇回セッションを受けなければならないわけではありません。

通常、ＳＥ™では小さなエピソードからスタートしていきます。その方が刺激が少ないので、「対処できる領域」が小さい人でも、小さい刺激なら扱うことができるからです。そして、出来事を安全な状態で思い出し、少し興奮することで交感神経系を活性化し、そこで未完了だった身体の動きや言いたかったことなどをもう一度セッションのなかで体験することで、脱活性化が起き、神経生理学的反応が起きて、神経系が統合され、安定していきます。

ラヴィーン博士は、このとき、脳のシナプスも組み替えられ、「手続き記憶」のなかに詰め込まれていたトラウマの記憶が整理統合され、「打ち負かされた」という記憶から「自分はできる」という記憶に書き換えられていくと述べています。[11]

このように、たくさんの打ち負かされた、みじめな記憶を、ＳＥ™のセッションを行うことによって、勝利体験に書き換えていきます。これは、頭で考えて「自分はできる」と言い聞かせることとはまったく異なります。あるいは、頭で考えて、「あれは過去のこと、済んだことなんだと納得しようとする」こととも違います。身体で「できる」という「感覚」を味わうのです。そうすることによって、記憶自体も書き換えられ、自己イメージも変わっていきます。じわじわと自分が深いところから変わっていくのです。ＳＥ™の技法は、事故や災害などの衝撃体験のみに有効であるという意見もありますが、ＳＥ™の基本的な仕組みを利用して、親と自分との関係性のほかに、いじめを受けた体験や、怖かったことなどさまざまな体験などにも応用することができます。

SE™のトレーニングは日本の各地で行われており、トレーニング情報はSE™ Japanのホームページで得られるようになっています。また、日本でSE™を行っているプラクティショナーのリストもホームページに記載されています。[54]

DARe

SE™を発達性トラウマに応用していくにあたり、難しい点があります。もし、加害者が赤の他人だったら「やめてください」と言って押し戻したり、あるいは腹を立てて殴り返すこともできます。あまり関係性が深くない相手なら、〈闘争／逃走反応〉を起こすことに心理的な抵抗が少ないのです。

ところが、発達性トラウマの場合は、加害者が自分にとって大切な人でもあるわけです。それでも虐待のように明らかにひどいことをされた場合は、セッションのなかで親に対して殴る動作をしたり、抗議を言葉にしたりして、未完了の自己防衛反応を完了させることが可能です。しかし、発達性トラウマにおいては、親の関わりがある程度愛護的であることも多いので、親を否定することにも抵抗や罪悪感を感じてしまうため、単純に腹を立てたり、殴り返したりすることができないのです。

そこで、SE™のトレーナーでもあるダイアン・プール・ヘラー博士はDARe《デアー》（Dynamic Attachment Re-patterning experience）を開発しました。これは、ＳＥ™の技術を用いながら複雑な発達性トラウマに対して働きかける方法です。

発達性トラウマの場合は、このように二つの相反する欲求があるために、対応が難しくなります。つまり、親を押しのけて逃げていきたいとか、あるいは叩かれたら、本当だったらやり返したいという、動物としての自然な欲求と、「この親から離れてしまったら自分は生きていけない」、「親からきらわれてしまったら悲しい」、「愛されたい」という、二つの欲求があります。どちらも生き残りのための強烈な欲求であり、それが相反するものであるために、二つの欲求の板挟みになってしまいます。そして、その欲求が強烈なだけに、板挟みの苦しみも大きいのです。そこでプール・ヘラー博士はこの二つの相反する欲求の板挟みの状態を、注意深く解放していく方法を開発しました。

日本でもＤＡＲｅのトレーニングが行われ、ＤＡＲｅの技術を持ったプラクティショナーが少数ではありますが現在活動しています。[55]

リズム・オブ・レギュレーション

「リズム・オブ・レギュレーション」（Rhythm of Regulation）は、認定ソーシャルワーカーのデブ・デイナ氏によりトラウマの解放を視野に開発されました。ポリヴェーガル理論を土台として、クライアントの自律神経系の状態のマッピングを行い、調子を崩すきっかけが何かを探ったり、安定を促してくれるリソースを構築するのです。安全な環境をつくり、呼吸や音、身体を通しての神経系の調整を行うなど、臨床家が使えるさまざまなエクササイズが網羅されています。ポリヴェーガル理論のインフォームド・セラピーとして知られています。[56]

CRM——統括的リソースモデル

CRM（Comprehensive Resource Model）は、心理学者のリサ・シュワルツ氏によって開発されました。発達性トラウマ、特に愛着の形成不全を抱えるクライアントは、内的リソースに乏しいことから、心理治療が非常に難しいということに着目し、内的なリソースを系統立てて構築していき、もっとも困難なトラウマも回避することなく見つめることができるようにします。そうすることで、トラウマ由来の過覚醒、回避、解離、嗜癖、依存などを生じる必要性をなくし、クライアントに、子どものときに獲得できなかった盤石の安定と確固たる内的リソースをもたらすことを目的としています。[57]

13 発達性トラウマから自由になる

発達性トラウマの解放は手ごわい？

残念ながら、発達性トラウマを抱えた人は、「泣きっ面に蜂」のごとく、神経系も安全を感じづらく、周りに人がいるだけでも脅威を感じてしまう傾向があり、接していくには十分な技能と知識が必要になります。セラピストは、「発達性トラウマ」を持つクライアントは、腹側迷走神経系が円満に発達しておらず、ニューロセプションがバランスを崩している状態であることを理解しておくことが必要です。セラピストにこうした神経系についての理解がないと、セラピーを受けてもかえって心に深い傷を負ってしまうこともあります。

前章でも述べたように、私のところにカウンセリングを受けに来るクライアントは、いろいろなところを巡り巡って無理解に苦しみ、傷つけられて、「もうカウンセリングを受けるのはやめよう」と思いながらも、最後の望みを託して来る人も多いのです。

そうはいっても、セラピストを責めることもできません。こうした神経系の考え方はごく新しいもので、ついここ数年、日本でも紹介されるようになってきたばかりです。まだまだポリヴェーガル理論の知識は、日本に十分普及していません。

さらに先ほども述べたように、発達性トラウマを抱えたクライアントは、セラピスト泣かせで、セラピストが何か元気が出るようにと思って励ましても無反応だったり、かえって反発したりします。やさしく慰めようと思っても、つらい体験が重なっているせいで、よいことを信じることが難しく、心を開いてくれないことも多々あります。また、神経系がとてもデリケートなので、少しの励ましや共感でさえ、負担になってしまい、かえって落ち込んだり、怒り出したり、寝込んでしまうこともあります。セラピストにとっては、「押してもダメなら引いてみな」もうまくいかず、「押してもダメ、引いてもダメ」という難しいクライアントが多いのです。そこで、経験の浅いセラピストは、こういうクライアントは、強情で頑なで、治療に対して抵抗が強く、非協力的だと考えてしまいがちです。

また、発達性トラウマを抱えたクライアントは、根源的に自分が間違っていて、能力がなく、魅力がなく、だめな存在だというニューロセプションを抱えています。これは明らかに認知が歪んでいます。しかし、この認知の歪みは神経系のなせる技で、本人が選択してこのような考え方をしているわけではありません。小さい頃から「安全である」と感じたことがないために、自己イメージがどんどん歪んできてしまったのです。

こういう人に、いくら理屈で、「あなたの考えは間違っている」と伝えても、「頭ではわかっているんです。でも、やはり朝起きると自分はなんてだめな存在なんだろう、と打ちひしがれた気持ちになってしまうのです」という答えが返ってきます。ですから、セラピストは、発達性トラウマを抱えた人にどう接したらよいのか、特にソマティックなアプローチについてしっかりと勉強をしてからセッションに臨む必要があります。

「ポジティブ・シンキング」は効果がない？

「物事のよい面を見よう」、「足りないところを見るのではなく、恵まれたところを見よう」、「『自分はできる』といったアファメーション（誓いの言葉）を唱えよう」と言われることがあります。こうした考え方は「ポジティブ・シンキング」と呼ばれて一時流行しました。少し難しい話になりますが、「ポジティブ・シンキング」と「ポジティブ心理学」は、名前は似ていますが、内容は大きく異なります。ポジティブ・シンキングは、自己啓発などで人気がありますが、それほど学術的な研究が行われておらず、いっぽうポジティブ心理学は、心理学の一分野として確立されており、多くの研究がなされています。[58]

健康的な人にとっては、「気持ちを切り替えて、よい面を見よう」と心がけるのは、とても効果があります。しかし、発達性トラウマを持つ人には、そう簡単に効果が表れることは期待できません。もちろん、何事においてもよい面を見た方が気分がいいのは当たり前なのですが、今まで書いてきたことからもおわかりいただけるように、発達性トラウマのある人は、自分の意思で選択して、「暗い面」や「脅威」を見つめているわけではないのです。特に発達性トラウマの場合は、長い年月をかけて、神経系が脅威を注意深く察知するようになってしまっているのです。ですから「明るい世界を見てみましょう」と促されても、頭ではわかっているけれど実行するのは難しいのです。むしろ、うまくいかなくて自罰的になってしまったりすれば、逆効果になってしまいます。

自分に能力があることを自分に強く印象付けるために行う「アファメーション」も、比較的神経系がよく機能している人にとっては効果的だと思われますが、発達性トラウマを抱え、腹側迷走神経系が発達しておらず、ニューロセプションのバランスが崩れている人には、逆効果です。自分の不快な内臓状態と、言っていることの差があまりにも大きいため、かえってどんどんつらくなってしまいます。

11章で「三つのよいこと」をご紹介しました。夜寝る前に、小さくてもよいので、その日にあった三つのよいことを思い出してみるという試みです。これは、学術的研究が数多くなされ、「効果がある可能性が高い」ということが数々の実験結果として報告されています。無理に元気が出る言葉を口にすることと、夜寝る前に静かに、小さな感謝できる出来事を振り返ることは、まったく異なります。発達性トラウマを抱える人は、小さな変化を少しずつ繰り返し、身体に落とし込んでいくことが大切です。

「マインドフルネス」も注意が必要

「今・ここに意識を集中する」というやり方で瞑想などの技法を用いる「マインドフルネス」も最近大流行しています。集中力がついたり、いやなことを考え続けてますます気分が落ち込むといった悪循環を断ち切ることもできると言われています。これも、ある程度心身の状態が健全な人には、素晴らしい技法です。しかし、発達性トラウマを持つ人は、単純に「マインドフルネス」を試す前に、ご自分の状態をしっかりチェックした方がよいかもしれません。

発達性トラウマを含め、トラウマを持つ人は、身体感覚を感じないようにシャットダウンする傾向があります。それは、かつて身体で恐ろしいことを経験したので、なるべく身体に注意を向けないようにする癖がついているからです。なるべく「今・ここ」を感じないようにして生きているのです。そんな状態のところで、急に「今・ここ」を感じようと身体に意識を向けると、フラッシュバックに襲われたり、激しい反応を起こしてしまう恐れもあります。あるいは、ひどい抑うつに落ち込む可能性もあります。ですので、やはりトラウマを抱えた人は専門的なトラウマ解放療法を受けることがよいと思われます。

14　トラウマ後成長を目指して

親は「発達障害」だったのか？

「発達障害」を抱えた大人が、周囲にさまざまな波紋をもたらすということが近年注目されています。「共感性に乏しく、衝動のコントロールが難しい」など、子を育てる立場としてどうなのかと思われる言動をとる親もたくさんいます。親自身が不適切養育を受けてきた場合、現在起きている問題の原因が親自身の発達障害なのか、あるいは不適切養育のために発達性トラウマを負ったことなのか、非常にわかりにくいと言えます。「親が発達障害だったから、問題のある態度で子育てをしていたのだ」と思うことで、腑に落ちて楽になる人もいると思いますし、「そんなことで自分の心の傷が癒されるなんてとんでもない」と思う人もいるでしょう。ですから、本書では、この点についての議論はしていません。本書では、読者の方が「自分は子どもの頃からつらかったのだ」と感じていることに寄り添うという趣旨で書かれています。親は発達障害だったのだから仕方がない、とひとくくりにするのではなく、ご本人がどうやったら苦しみから解放されていくか、解決策を提案していきたいと考えています。

親は悪くない?

『発達性トラウマ』は『人類の負の遺産』である」と書きました。誰も悪くないと言うけれど、自分にあんなひどいことをした親に責任はないのか、と言いたくなってしまうこともあるでしょう。誰しも二十歳を過ぎれば成人ですから、自分の言動には自分で責任を持つ必要があります。いい大人が自分の子どもに八つ当たりをするようでは未熟であると言わざるを得ません。ですから、不適切養育をしてしまう親は、自身も被害者かもしれませんが、個人的な責任も、もちろんあると思います。とはいえ、自覚のない親と直接対決しても、なかなか事態が好転しないどころか、感情的なもつれがさらにひどくなってしまう恐れもあります。ですから、専門家のサポートを得ながら振り返りをすることが大切なのです。

親と対決することは必要?

心理療法家のなかには、不適切養育をした親と対決することを勧める人もいます。親とは縁を切ってもよいといった考え方をする療法家もいます。いっぽうで、親も治療対象であると考え、親子の関係性のなかで、根気よく治療に取り組んでいる療法家もいます。考え方は人それぞれなので、よいか悪いかという判断はできません。

もし、親が治療に協力してくれるとしたら、それは素晴らしいことです。しかし、いままでも多くのクライアントと接してきましたが、親がセラピーに加わってくれた人はほんの数例です。また、「対決する」こともあまりおすすめしていません。私が今までサポートしてきたクライアントのなかにも、親と話し合いをした人が数多くいます。クライアントとしては、自分の歴史を整理して、気づきも深まり、パワーも戻ってきたので、やはり親に対して心に思っていることをちゃんと伝えようと自分で決めて、話すことも決めて対話する人もいます。しかし、そのなかで、親がちゃんと聞いてくれたという方はほんの数例しかありません。クライアントは、今こそ親にわかってもらおうと意気込んで話すのですが、その多くは期待外れに終わります。逆ギレされて、ますますひどいことを言われることもありますし、「この年になって子どもにこんなことを言われるなんてひどすぎる」と親が泣き崩れ、後味の悪い思いをする人も多くいます。きょうだいや親族まで巻き込んで、さらに傷つくような出来事に見舞われる人もいます。

親がこうした反応を示すのも、神経系を考えてみれば、ある意味仕方ないのです。親の側の腹側迷走神経系が発達しておらず、ニューロセプションがバランスを崩しているので、何か強く言われると「攻撃された」と思ってしまい、防衛でしか対応できないのです。このような場合、話し合いは意味がないばかりか、心の傷を深めてしまうことにもなりかねません。数回セッションを受けただけで、「親と話し合おう」と早急に行動を起こすよりも、じっくりと自分が元気になっていく道を歩むことをおすすめしています。

親を喜ばせることは難しい

問題を抱えていて、不適切養育をしてしまう親を喜ばせることは難しいと思った方がよさそうです。神経系が安定している親であれば、子どもが何かできるようになれば、手放しで喜びます。しかし、腹側迷走神経系が発達しておらず、交感神経系の興奮が抑えきれない親は、つねに〈闘争／逃走モード〉あるいは、〈凍りつき〉にあります。ですから、「戦うモード」にある親たちは、自分の内臓状態から不快感がこみ上げてきたときに、子どもに高いハードルを課し、できないと叱咤したり、侮蔑したりします。ところが、子どもがそのハードルを必死の思いでクリアしてしまうと、それは「喜び」ではなく、「脅威」と感じます。攻撃されたと思ってしまうのです。また〈凍りつき〉にある親にとっては、あらゆる刺激が「脅威」になってしまいます。

ですから、「できなくてもダメ」「できてもダメ」なので、これでは到底喜んでもらうことはできません。親を喜ばせることに腐心するよりも、自分が元気になることにエネルギーを向けることの方がおすすめです。

「宇宙の孤児」

魚屋で「キュウリを売ってくれ」と言っても無理なように、防衛反応しか持たない親から愛をもらうのはとても難しいことです。それよりも、海や山や、木々や草花や、動物や友達からたくさんエネルギーをもらって、悲しみを乗り越えていく方がよいように思います。腹側迷走神経系が発達していない親を持つと、「宇宙の孤児」になります。でも、悲しむこともありません。宇宙には生きとし生けるものが満ち満ちていますから、そこから生命力と夢を育んでいくことができます。親から愛をもらえなくても、親以外のところにたくさんの愛が満ち溢れているものです。親は、あなたという素晴らしい存在をこの世に生み出した、という偉業を成し遂げたのですから、もうそれでよいのです。あとは、あなた自身が幸せになっていくことです。

許すことについて

心の傷を癒していく過程では、「許す」ことが大切だと言われます。たしかに問題のある態度で子どもに接してきた親に対し、許すことができれば、それは非常に素晴らしいことだと思います。ただし、幸せになるためには許すことが絶対に必要だという考えに私は反対です。私のクライアントのなかにも、親からひどい扱いを受けている人がいます。そのために、人間関係がうまくいかなかったり、健康を害したり、望んだ仕事につけなかったり、さまざまな障害が生まれています。少し単純な言い方をすれば、親のせいで幸せに生きられたかもしれないチャンスを失ったと言ってもいいのです。そういう人に、「親もつらかったのだから親を許すべきだ」というのは早計だと思います。まず自分の喪失を嘆き、繰り返し繰り返し涙を流し、落胆を言葉にし、それに共感してもらう必要があります。このような丁寧なプロセスを経て、次第に胸がキリキリと痛むような苦しみが、少しずつ和らいでいくのです。

こうしたプロセスには、私のところでは通常、一年から二年かけています。何十年もの間苦しかったのですから、感じ方、考え方、生きるベクトルが変わってくるまでには、そのくらいの時間がかかります。セラピストも、忍耐強くクライアントの心のプロセスに寄り添います。セラピストがクライアントに向かって、「いつまでも悩んでいないで、次のステップに進みましょう」と言うのは誤りです。人にはそれぞれ自分のペースがあります。ここでも急かされたら、トラウマの二次受傷になってしまいます。いつ果てるとも知れない嘆きのプロセスを共に過ごすことは、セラピストにとっても大変なことではありますが、それも心に収めて、クライアントと一緒に歩んでみると、クライアントの方から、ふっと、「まあそうは言っても親も大変だったんですよね」という言葉を口にされることもあります。

親との距離をとる

親との距離感についても、心地よいと感じる状態は人さまざまです。なかには親の戸籍から離脱して、親子の縁を切った人もいます。そこまでいかなくても、親とは連絡を取らず、親の葬式にもいかない、と決めている人もいます。今は連絡を絶っていても、何かあったら駆けつけて、一応最期を看取ろうと考えている人もいます。年に一回だけ会うと決めている人もいます。あるいは、とてもエネルギーがいりますが、親とは付き合いを続け、いやな働きかけをされたときはちゃんと伝えて、その都度距離をとりながら、つかず離れず関係を保っている人もいます。心の底から親をきらい、会いたくないと感じている人もいますし、親からきらわれてしまうのもつらいから、それなりにうまく付き合いたいと思っている人もいます。親を好きだと思う気持ちもあるし、きらいだとか、憎いと思う気持ちもあります。そういった思いは、いつも複雑にまじりあっています。そして、気持ちも、時間とともに変化したりします。

やめようと思うのに、親から声をかけられると、なんとなくうれしくて会いに行ってしまい、そこで親の自己中心的で思いやりがない様子を目の当たりにし、がっかりする人もたくさんいます。砂を噛むような思いをしながらも、やはり親にやさしく接する人もいます。

親との距離の取り方に正解はありません。いろいろ試してみるとよいと思います。そして、時間とともに癒しが深まり、変化する自分を感じながら、親との付き合い方を変えていくとよいと思います。

思い出さなくなればまずは上々

許しのプロセスについて、私は「忘れる」、あるいは「思い出さない」ということを大切にしています。イエス・キリストやマザー・テレサのように立派な精神性を持っていれば、もしかすると自分に対して害をなした人を許すことができるかもしれません。しかし、凡人である私たちは心に痛みがある限り、なかなか許すことはできません。しかし、次第に痛みが軽減していくことはあるでしょう。無理に許そうとするよりも、「最近そう言えばお母さんのことを思い出さなくなったな」というだけでも十分だと思います。自分が親からされたことを思い出して、苦しい思いを何回も反芻するようなことが減ってくれば、セラピーの効果が出てきたと言えるでしょう。

あるクライアントから聞いた話に、とても感動したことがあります。この女性は、お母さんが自己愛性パーソナリティ障害であろうと思われ、小さいときからお兄さんと比較され、能力がないとバカにされながら育ちました。自分に自信がなく、幸せそうな人を見ると妬みの心がわいてくると苦しんでいました。彼女は、キリスト教会に救いを求め、シスターに話を聞いてもらったそうです。シスターにお母さんの様子をいろいろ語ったあとで、「聖書では人を許すように言われていますが、私はどうやったらこの母を許すことができるのでしょうか」と聞いたそうです。

するとそのシスターは、「あなたのような場合は、こんなお母さんを許そうとしたら気が狂ってしまうでしょう。無理に許そうとしないことです。あなたは今、お母さんの面倒を見てあげています。それだけで十分でしょう」と言われたそうです。このように人の苦しみを本当に深いところでわかっている人は、許すことを強要したりしません。それよりも、このクライアントの苦しみが少しでも和らぐように、きっとこのシスターはひっそりと誰も知らないところで祈ってくれていると思います。

時折、「自分は親を許し、素晴らしい関係性を再構築した」と言って、「自分もできたのだからあなたもしなさい」と強要してくるような人がいます。よくなったというのが本当ならよいのですが、よく観察してみると、そういうことを言っているご本人が、単に解離がひどくなっているだけだったという残念な状況だったりします。許しを急がないこと、アドバイスをしてくる人がいても、何か抵抗を感じたら、離れること、自分がいやなことは、やらないようにすることなどが大切です。

発達性トラウマがあると、いやなことをいやと感じられない状態であることが多いので、感じる心を取り戻していくことを丁寧にやっていくとよいでしょう。共に歩んでくれるセラピストと出会えるとなおよいでしょう。

理性では許せない

許しを急がないことが大切なのには、もう一つ理由があります。こうしたつらいことを許すか許さないかについては、理性の及ぶ範囲ではありません。ひどい扱いや暴言などの記憶は、恐怖感、悲しみ、怒りという形で私たちの身体に刻み込まれます。そして、理性で判断できないところで急に動き出すことがあります。

たとえば、街を歩いていてお母さんによく似た人を見るとドキッとしたとします。理性では別人だとわかっていても、身体に刻み付けられた記憶によって、瞬時に身体が反応してしまうのです。あるいは、夫が怒り出すと急に身体が凍りついて顔がこわばり、何も言えなくなってしまうという人がいます。この人は夫のことをそれほど恐れているわけではないのですが、小さい頃にお父さんから暴力的にしつけられたことを思い出し、男の人が感情的に怒っていると、とっさに恐怖の記憶がよみがえってしまうのです。

このように身体の方から反応してしまう人に、加害行為をしたお父さんやお母さんを理性で許しなさいと言っても無理な話です。身体は恐怖や悲しみ怒りを、今でも生々しく感じているのに、理性でその人を許しなさいと言っても私たちは板挟みになってしまいます。

親からされたことがなかなか頭から離れず、思い出しては苦しんでいる人がいます。そういう人に、「それはあなたが親に執着しているからだ」とか、「親のことが本当は好きなのだ」というセラピストがいますが、それは疑問です。加害行為を受けたとき、加害者を許せないと思い、憎しみがこみ上げてくるのはごく自然なことで、被害者はその加害者のことが好きだから、始終思い出しているわけではありません。なんとか、親と和解させようとか、本当は親のことを愛しているのだ、など、お涙頂戴とばかりに強引に解決へ導こうとされたら、そのようなセラピストからは離れた方がよいと思います。

私は戦士

先に述べたソマティックなアプローチによって、身体に刻み付けられた発達性トラウマを解放し、似たような場面に出くわしても、ビクビクしたり逃げたりしないで、堂々と生きていけるようになると、人生の色調が変わっていきます。そして、つらかったことを、あまり思い出さなくなることが、広い意味での許しだと私は思っています。つらいことを思い出すことが減ってきて、つらいことをたまに思い出しても、キリキリと苦しい思いにならなくても済み、健康と幸福を選択して行動することができるようになったときには、過去のトラウマの奴隷ではなく、未来の創造者になれるのです。傷跡は消えないかもしれませんが、傷跡を恥じることはないのです。傷を受けても、「生きることを選択し続けてきたこと」がありがたくもあり、感謝なのです。「私は子どもの頃から戦ってきた。私はサヴァイヴァーではない。戦士だ」という言葉があります。あなたは赤ちゃんの頃から、「生きる」という意思を持ち、幾多の崇高な戦いをくぐり抜けてきた戦士なのです。

悩むのも力

私のところに来るクライアントの多くが、自分の状態について「恥」を感じています。「自分は、働けなくてだめな存在だ」とか、「外に出ていけなくなってしまって、人に会うのが恥ずかしい」とか、「お酒やゲームに溺れてしまって、自分はクズだ」とか、「親に迷惑をかけている」と言います。このように、自分の状態に問題があると感じることも、力なのです。自分の状態に問題があると感じられれば、それをなんとかしようという意識もわいてきます。不適切養育の事例を挙げたところで、お気づきになったかもしれませんが、不適切養育を行ってしまう親たちは、自分に問題があることに気づいていません。ある関係性において、もしうまくいかないことが出てくると、それは、すべて相手のせいになります。親子の場合は、「子どもに問題があるから」ということになってしまいます。

ですから、「自分は今よい状態ではないから、なんとかしたい」と感じられたということは素晴らしいことなのです。さらに、この根源的な「恥」の感覚は、逃げることも戦うこともできず、じっと息を殺していた頃の名残であり、あなたの本質ではありません。私はこれを「トラウマのしっぽ」と呼んでいます。まだ、しっぽだけ少し残っているのです。あなたの本質は、どんなことがあっても、生きることを選択してきた崇高な意識にあるなのです。そういうあなたの生きる力を恥ずかしいことのように貶めてきた人もいたかもしれません。そろそろ、そういうデマを信じるのをやめるときが来ました。家という狭い世界では、恐ろしい王様や女王様が君臨していて、あなたの輝きを笑いものにしてきたかもしれません。でも、外の世界には、普通のことが普通にちゃんと通じる人が多くいます。落ち着いて助けを求め、成長の道を歩み始めましょう。

トラウマセラピーは給水ポイント

あるクライアントが、こんなことを言ってくれました。「先生のところは、マラソンの給水ポイントなんです。あと少しで自分専用のドリンクがもらえる、と思うんです」と言うので、これはけだし名言だなと思いました。

セラピストは、一緒にマラソンを走るわけではなく、ひととき寄り添います。ソマティックなアプローチの訓練を受けているセラピストは、その時間を使ってトラウマのエネルギーの解放をします。そして、祈りを込めてクライアントを送り出します。マラソンを走るのは、あくまでもクライアントです。発達性トラウマを持つ人は、往々にして孤独ですし、さまざまな過敏な感覚や心身の不調を抱えています。その苦しい日々をひた走りながら、セラピールームでドリンクを鷲づかみにし、また、走り去っていくのです。その姿は、犠牲者ではなくて、勇者だと思っています。

「カッコ悪い」は実は「カッコいい」

心理療法やトラウマセラピーを受けることを、恥ずかしいと感じる人もいます。女性は、自分の悩みを語ることに比較的抵抗が少ないのですが、男性は、なかなかそうはいきません。セラピーを受けているような人は、メンタルが弱い、不良品、負け組、などと感じているようです。しかし、自分の状態に問題を感じ、対価を払ってプロの支援を得るということはスマートで立派なことです。「カッコ悪い」は、実は「カッコいい」のです。自分自身のあり方に問題を感じることさえなく、自らのトラウマを周囲に垂れ流す人は、たとえ社会的にどんなに成功していても、「カッコ悪い」のです。こういう人は、単に「人類の負の遺産」という火に油を注いでいるだけです。大切なエネルギーを有効に使うためにも、トラウマセラピーはとても役に立ちます。

目に見えるもので判断しない

発達性トラウマを持つ人は、「自分は何もできていない」「人生で何もなさなかった」という自責の念を持っています。たしかに、見えるところだけで判断すれば、「体調が悪い」「学校に行けない」「働けない」「恋人がいない」など、ないない尽くしかもしれません。ほかの人がゼロから出発して、五〇、六〇、七〇点と達成していっている一方、自分は一〇点しかできていないと感じるようです。しかし、そもそも出発点が違います。マイナス一〇〇点から出発して、今が一〇点なら、すでに一一〇点もクリアしてきたことになります。すごい底力であり、内なるインテリジェンスが輝いているのです。私は、マイナス一〇〇点からゼロに到達した部分は、天国に貯金してあるということにしています。クライアントたちは、「いつかそれを下ろしてきて使えるといいんですけどね」と言います。私もぜひ、みなさんがその天国貯金をこの世で使うチャンスがあることを祈っています。

トラウマ後成長

ＰＴＳＤという言葉はよく聞かれるようになりました。日本語では「心的外傷後ストレス障害」と言います。それに対して、ＰＴＧという言葉があります。これが、「トラウマ後成長（Post Traumatic Growth）」です。

不思議なことに、トラウマを体験し、その恐ろしい体験から再び立ち上がった人は、普通の暮らしをしていた人以上に力を発揮し、社会に貢献するとも言われています。第二次世界大戦中にナチスの収容所生活を体験し、のちに『夜と霧』を書いた精神科医のヴィクトール・フランクル、二七年間投獄されたのち、ノーベル平和賞を受賞したネルソン・マンデラ、一四年間投獄されたのち、ウルグアイの大統領となり、質素な生活ぶりから「世界一貧しい大統領」と呼ばれたホセ・ムヒカなど、素晴らしい人たちがいます。

また、誰にも知られなくても、トラウマ後に、深い愛と思いやりに満ちて生きるように変容していった人たちは、世界中に無数にいるはずです。出典は忘れてしまいましたが、阪神淡路大震災のとき、倒壊した家屋の中に閉じ込められた幼い男の子がいたそうです。その場に一緒にいたおばあさんは、その子を抱っこして、救助されるまでおもしろい昔話を聞かせてくれたそうです。このおばあさんもまた、さまざまな人生の苦しみをくぐり抜け、「トラウマ後成長」を獲得した人かもしれません。

死の恐怖の前でも、まだ幼く、神経系が未熟な子どもに、暖かな包容をし、手で撫でてあげてC触覚線維を刺激し、自らの腹側迷走神経を使って社会的交流を試み、声の韻律を使って、恐怖のために〈闘争／逃走反応〉をしようとする交感神経系と、〈凍りつき〉を起こそうとする背側迷走神経系を下方修正し、協働調整を行うことによって子どものPTSDを防いだのです。子どものニューロセプションは、おばあさんからの「安全の合図」をうまくキャッチできました。そして、おばあさんは子どもをサポートすることで、自らのPTSDも防いだのです。

　このように、身体に備わったさまざまな機能を使って互いに「安全である」という「合図」を出し合い、神経系を調整し合い、恐れの衝動を下方修正し、困難を成長の糧としてきた、このことこそが人類が今まで生き延びてきたカギとなる「人類の真の遺産」と言えるでしょう。

　トラウマなどは、もちろん被らない方がいいのですが、どうしようもなく降りかかってくることもあります。しかし、つらい体験は、ただ無駄になるのではなく、きっとなにか計り知れないものをもたらしてくれると祈りたいと思っています。苦しみはまた、私たちに「トラウマ後成長」という新しい扉も開いてくれるのです。そういうことが可能になるように、トラウマ、発達性トラウマ、虐待などから生還した人が、自分を伸ばしていくことができる社会づくりを目指して、サポート体制を整備していく必要があるでしょう。

あなたが悪いのではない

　発達性トラウマを持つ人は、生きづらさを抱えていることについて、「自分が悪い」と思っています。しかし、その人が悪いのではなく、その人が子どもだったときに悪いことが起こったのです。その人が失敗したのではなく、親が失敗したのです。その親の親も失敗しました。その失敗の根源は「人類の負の遺産」です。どの子どもも、イキイキとした素晴らしい姿を持っています。しかし、親から差し出された、自分の姿を映す鏡の方が歪んでいたのです。子どもに愛する価値がないのではなく、親が愛し方を知らなかったのです。

ところが、とても悲しいことに、発達性トラウマを抱えた人は、自分を愛することをやめてしまうのです。そして、がっかりした赤ちゃんは、扱いにくい子どもになり、混乱したティーンエイジャーになり、自罰、他罰に苦しむ大人になっていきます。生きることの基本的な「快」を味わうことが難しく、人と神経系を調整し合う喜びを知らず、セクシャリティを受け入れられず、健康を失い、人生を失っていきます。こういう人が増えていくにしたがって、世界は豊穣から、枯渇と防衛へとシフトしていきます。

「人類の負の遺産」を断ち切る

二一世紀に入り、科学も進歩しました。病気も治せるようになってきましたが、高性能の兵器もたくさん作られています。軍隊に志願する人は、「虐待や不適切養育などを体験し発達性トラウマを抱えている人の割合が多い」という報告があります。[59] 生い立ちの苦しみを抱えていたり、大学の学費を捻出しなくてはならない若者などが軍隊に入り、他国の貧しい人々に向かって、一発数千万円もするミサイルを何発も撃ち込むよう命じられています。そのミサイルの犠牲になるのは、女性や子ども、老人であったりします。加害者も被害者も、共に弱い立場の人たちなのです。ミサイルを買うお金は、その人たちが労働して得たお金から支払った税金でまかなわれています。

そのミサイルを買うお金で、発達性トラウマを癒し、大学の費用を支払い、食べるもののない人に食べ物を与えることはできないでしょうか？　こうした仕組みづくりを難しくしているものが、実はまさしく発達性トラウマなのではないか、と私は考えています。

発達性トラウマを抱え、攻撃性が昂じ、生き残ろうとするすさまじいエネルギーに翻弄されると、人は、「今だけ、金だけ、自分だけ」という衝動に押し流されてしまいます。これが、「苦の娑婆」をつくってきたのです。この生き残りのすさまじいエネルギーは、誰もが持っています。それを、全体の幸福のためによく調整し、共生のために乗りこなし、使いこなしていくには、腹側迷走神経系による社会的交流が必要でしょう。

子育て中の方へ

子育て中にこの本を手にされた方は、もしかすると育児や心理学に関心の高い方かもしれません。また、自分の子ども時代のことが気になっているのかもしれません。この本は、お母さんが適切な子育てをしていないと責めるために書かれたものではありません。よいお母さんでありたいと必死になっている方たちが、さらに追いつめられてしまうとしたら、それはこの本の意図するところではありません。

はじめに述べたように、わかりやすくするためにこの本では主に子育てをする人を「親」という言葉で表していますが、これは子育てに関わる人たちを大まかに含んでいます。子育てはお母さん一人が責任を負うものではありません。父親にも責任がありますし、家族、親族、地域社会、国といったすべてのものが、未来を担う子どもたちの幸せに責任をもっています。お母さんは、人類の負の遺産も含めて、いろいろな影響を受けながら子育てしており、それだけでも大変なのですから、自罰的にならないようにしましょう。むしろ、自罰的になることが発達性トラウマの特徴であることも多いのです。

まず、自分がどう育ってきたのか、ということを一つの軸と考え、そこでもし自分が不適切養育のためにつらい思いをしているようなら、この本に紹介したいろいろなことを試してみるといいと思います。よいセラピストを探して、カウンセリングを受けることもおすすめします。

次に、もう一つの軸は、今自分が行っている子育てです。これについても、「自分は不適切養育をしているかもしれない」と不安があったら、カウンセリングを受けたり養育相談を利用したりしてみるのもよいかもしれません。ただ、「自分の子育てはこれでよいのだろうか?」という振り返りができる人は、あまり問題のある子育てをしていないことも多いのです。こうした振り返りのできない人の方が問題を抱えているのかもしれません。

お母さんを孤独にしないこと、お母さん一人に責任を負わせないこと、そして私たちの原点である、集団での子育てができる社会になっていくとよいと思います。ついイライラして子どもに八つ当たりをしてしまうことは、誰でもあります。その子どもたちがすべてトラウマを負うわけではありません。子育てをしている方は、まず肩の力を抜いて、子どもとのひとときを楽しめるようになるとよいでしょう。いっぽう、この本を読んで、自分自身の親との関係を振り返ってみたときに、「自分は発達性トラウマを抱えているかもしれない」と思い当たることがある人は、健康と幸せを求めて行動を起こしていくとよいと思います。

新しい地図を創る

発達性トラウマを含むトラウマは、一様に身体に刻まれるということを論じてきました。小さな物音がしても、じっと息を殺す。親の顔色を見る。親が怒り出したらすぐに謝る。いやだなと思っても言葉には出さない。つらいことはとにかく我慢する。あまり喜びを表に出さない。よいことを期待しない。やみくもにがんばる。自分の本当にやりたいことはできっこないとあきらめてしまう。不機嫌そうな人がいたら、自分のせいだと思う。ゴマをする。迎合する……など、発達性トラウマを持った人は、とっさのときに、小さい頃から習い覚えた反応を反射的にしてしまいます。ケイン&テレールの言葉を借りれば、これが身体に刻まれた「古いトラウマの地図」なのです。

その地図は、私たちを守ってくれました。おかげで、ご飯をもらってなんとか生き延びました。

ポリヴェーガル理論を提唱したポージェス博士は、身体の反応に「よいも悪いもない」と言います。単に身体がいちばん適応的な反応をしたに過ぎないというわけです。ですから、発達性トラウマのために、人とうまくやれないような神経生理学的な状態になっているとしても、それは困難な子ども時代を生き抜くための適応戦略だったわけです。身体は、あなたの生命を維持するという使命を果たすために、やるべき仕事をやっただけです。そこにはよい悪いはありません。

しかし、いつまでもその古い地図を使っていると、人とつながることができず、幸せになれません。「新しい地図」を手に入れる必要があるのです。幸福であるとはどういうことかを知らないと、自分は何を目指して生きていけばよいのかもわかりません。手探りで、新しい地図を創っていくことになります。幸いなことに、今はいろいろな情報が手に入ります。良書に出会ったり、感動的な映画を見たり、美術館で芸術作品を眺め、庭園でお茶を飲んだり、自然や動物と触れ合ったり、まずはひとりでできる楽しいことから始めて、身体に閉じ込められたトラウマを解放していきましょう。よきセラピストとの出会いがあれば、それも素晴らしいと思います。そうすると、ひとりでいても心地よくなり、やがて、少しずつ人と一緒に心地よく過ごすこともできるようになっていきます。

自信が持てなかったり、自分を責めたり、自己イメージが低かったり、対人関係がうまくいかなかったり、身体の調子が悪かったり、生きづらいと感じるようなら、発達性トラウマを抱えている可能性があります。それは、あなたの持って生まれた性格ではなく、育ったときの状況によって形作られたものかもしれません。明るい面を見ようと思っても、つい暗いことばかり考えてしまうのは、性格ではなくて、後天的に発達していった神経系の傾向性ではないでしょうか？生まれたときに、オギャーと元気な声をあげながら、「さあ、これから人生の暗いところばかり見て生きていこう」と思っている赤ちゃんは一人もいません。もし今生きづらいなら、あなたに何か良くないことが起きたのです。長い間堂々巡りを続けて、苦しい思いをしてきた人の暗いトンネルの向こうに、明かりが見えてくるような、そんな本を書きたいと思っていました。新しい視点で自分を捉え、自分が取ってきたソマティックな生き残り戦略を肯定的に見直し、さらに新しい地図を創ろうと思っていただければ幸いです。

あとがき

二〇一八年に春秋社よりステファン・ポージェス博士による『ポリヴェーガル理論入門』の翻訳書を出版させていただきました。これは、とてもわかりやすく書かれた本で、私としては「日本に『ポリヴェーガル理論』を紹介するという社会的責任は果たした」と、肩の荷を下ろした感がありました。ところが、多くのセラピストから、「これでも一般の人が読むにはやはり難しい。クライアント向けに書かれた本が欲しい」と言われました。それ以来、なるべくわかりやすく、日常的な言葉で書かれた本を書こう、という思いが心の中に芽生えました。このたび、このような形で、生きづらさの神経系とポリヴェーガル理論についてわかりやすい言葉で書かれた書籍を出版できる運びとなり、大変うれしく、また感謝の念に堪えません。

書き終えて気づくことは、本書は心理学や神経生理学などの背景を持つとともに、私が若いときから興味を持っていた人類学、そして還暦を迎えた今、大学院で学んでいる健康心理学の情報も盛り込まれているということです。ポリヴェーガル理論が教えてくれることを、私なりに多角的に咀嚼して、臨床に活かせるアイディアに結びつけてみました。本書はポリヴェーガル理論の学際的な詳細について検討するものではありません。今後研究が進み、新たな発見がなされ、本書に修正を行う必要が出てくる可能性もありますが、現時点で最新の情報に基づいて執筆しました。

本書は生きづらさを抱えた人たちのために書かれました。生きづらさにはさまざまな理由がありますし、発達性トラウマだけがすべてではないでしょう。発達性トラウマの原因も、不適切養育だけではなく、多くの要因が交錯しています。しかし、私の日々の臨床から、不適切養育のために発達性トラウマを抱えるようになり、そのために生きづらさを感じている人が非常に多いという実感を持ちました。ですので、本書は、不適切養育に絞って論じました。

虐待を受けた方が本書を読んだら、「生ぬるい」とか、「自分たちの苦しみはこんなものではない」と感じられるかもしれません。虐待の影響は深刻で、大人になっても感情の調整不全、解離、対人関係の難しさなどを強く感じ、生き残った人たちは、狂おしいまでのつらさを生き抜くことになります。

女子少年院に入っている少女たちには、非常に高い確率で性的虐待を体験している人がいるという報告もなされています。[60] また、刑務所で刑に服している人たちの多くが、子ども時代に虐待を体験しているという報告もあります。[61] 虐待は、子どもの信頼を木っ端みじんに破壊し、伸びる力を根こそぎ奪い、その後の人生を狂わせてしまいます。その癒しと社会的サポートについては、今後十分な取り組みがなされる必要があります。

いっぽう、私が取り上げたかったのは、微妙にわかりにくい領域の人たちです。「生活には不自由がなかった。学校にも行かせてもらい、塾や習い事にも行った。暴力も特にはなかった。まわりからは幸せな家庭だと見られていて、親には感謝しなさいと言われる。ではなぜ、自分はこんなにつらいのだろう？　なぜ自分は、社会で活躍できずに、落ち込んだり、ひきこもったりしているのだろう？」あるいは、「こんなにがんばっているのに、なぜ日々がつらくてたまらないのだろう」と感じている人も非常に多いと思います。

本書では、こうした微妙にわかりにくい領域にある人たちに光を当て、不適切養育がどのような影を落とすのか、ポリヴェーガル理論をもとに論じてみました。私自身が抱えていたつらさが、不適切養育というものを知り、ポリヴェーガル理論のメカニズムを理解したときに、きれいに説明されたので、この「腑に落ちる」感じを多くの人にも味わってもらいたいと思いました。

こうしたつらさは、身体に刻み込まれるので、これからは、ソマティックなアプローチを用いてこの身体に刻まれたトラウマを解放する時代になると私は確信しています。今後も、日本でセラピストに向けたトレーニングを展開していく所存です。なお、本書の事例等は、クライアントの許可を得て掲載したものか、あるいは、複数のクライアントに見られるある一定のパターンを抜き出して書いたもので、個人の特定を意図したものではありません。なかには、「自分のことを無断で書いた」と立腹される方がいますが、それはその方の状態が典型的な発達性トラウマの特徴を示しているのだ、と解釈していただけると幸いです。許可なく個人の事例を引用することはしておりません。

さて、今の私は、思いやりのある言葉で話せるようになりましたが、それらのほとんどは、人生の後半になってから、周りの人や本や映画、お芝居などで語られた言葉に感動し、意識して身につけたものです。残念なことに、私が育った家庭では、人を大切にするような会話はありませんでした。揚げ足をとったり笑いものにしたりするようなことが日常茶飯事でした。父や母が語る言葉をそのまま友達に言うと、いやがられました。幸いなことに、それを注意してくれる友達もいました。そこで、人が話しているのを見て、「ここではこういうことを言うとよいのか！」と学んでいったのです。また、共感のない殺伐とした成長過程において、キリスト教の教えが私の心のよりどころになっていました。宗教についてはいろいろな考え方がありますし、教会に関わる聖職者たちにも間違いがありました。しかし、時代の試しを超えて伝わってきた主流の宗教には普遍的な真理があると思います。そこに、心のよりどころを見出すこともまた、素晴らしいことだと思います。度重なる死の誘惑から、いつも私を救ってくれたのは、ほかならぬキリストでした。

ある年のクリスマスイブ、教会での夜のミサにあずかったあと、車を運転して帰宅しようとしていました。凍るような寒い夜でした。車に乗りながら、ふと、「トラウマを解放するということは、キリストの愛をみんなに分け与えるということなんだな。ろうそくの火を、隣の人と分け合うキャンドルサービスのようだな」と心の中で思いました。すると、突然、カーナビが、「今日は一二月二四日です。クリスマスイブです」としゃべるのです。一日の初めに車をスタートするときに、カーナビは「今日は何の日」と教えてくれるのですが、走行中に突然カーナビからこのような音声が出たのは、後にも先にも、このときだけです。機械の誤作動だと言われるかもしれませんが、その時の私には、それが天からの啓示のように思われて、深く感動したのをおぼえています。

本書が、現代社会が抱える苦悩に、少しでも説明を加え、希望を与えることができたとしたら、望外の幸せです。

最後に、ポリヴェーガル理論を世に生み出してくれたステファン・ポージェス博士に感謝します。また、トラウマについての深い洞察に基づいたSE™療法を開発し、専門家の訓練を提供してくれているピーター・ラヴィーン博士に感謝します。身体心理学について、広範な知識を授け指導してくださる、桜美林大学リベラルアーツ学群教授山口創氏に感謝します。

まだ日本には知られておらず、海のものとも山のものともつかぬポリヴェーガル理論について、「絶対に日本で注目される」「日本を変える」という私の必死の声に耳を傾け、日本で初めてポリヴェーガル理論を紹介する書、『ポリヴェーガル理論入門』を出版してくださり、さらに、拙著の出版まで快くお引き受けいただいた、春秋社に感謝します。さらに、『トラウマと記憶』、『ポリヴェーガル理論入門』の翻訳の作業のなかで、的確な指摘で内容を磨き、さらに本書執筆の応援をしてくださった編集者の手島朋子氏に心から感謝します。本書の出版は、手島氏のご理解とご協力なしには実現しませんでした。

いつも私を陰で支えてくれるパートナーの山田岳氏に感謝します。会社の運営、日頃の家事から私のメンタルのケアまで引き受けてくれて、彼が私の人生の陰の立役者だと思っています。また、今は自立し、会うことも少なくなりましたが、私がやっていることを理解し応援してくれ、いつも明るさと希望を与えてくれる娘に感謝します。

最後に、クライアントさんたちに感謝します。彼らは、研究、国内外のトレーニングなどで、席の温まる暇もない私に、辛抱強くついてきてくれて、私にたくさんのインスピレーションを与えてくれます。本書も、彼らの存在があったからこそ書けたものです。発達性トラウマに苦しみ、子ども時代を失い、青春を失い、健康を失い、自分自身の運命と格闘している人もいます。それでも、これからの自分を変えたいという熱い思いで、トラウマ解放セラピーを受けてくれます。彼らの内なる英知と、たぐいまれな知性と意思の力を心から尊敬しています。

あるクライアントさんが教えてくれました。彼女は、今夜死のうと決めて、大量の薬を飲んだそうです。目が覚めたときは、一瞬、死んだのかと思いましたが、もとの自分の部屋にいることに気づき、見回してみると、飲んだものを知らない間に嘔吐していたことがわかりました。そのとき彼女は、「身体が生きようとしている」と感じたそうです。彼女は、「身体が生きようとしているなら、やはり何かをしなくては」と思い、私のところを訪ねてきたそうです。以来、セラピーを受けて「新しい地図」を手に入れようとしています。どんなことがあっても、「生きる」ことを選択する身体の英知を信頼し、未来に希望を感じ、進んでいきたいと思います。

二〇二〇年一〇月吉日

花丘ちぐさ

理解を深めるためのキーワード

◎ポリヴェーガル理論

ポリヴェーガルとは「複数の迷走神経」を表す。人間には、交感神経系と副交感神経系があるが、副交感神経系には、消化や休息を促す背側迷走神経複合体と、人と関わることを促進する腹側迷走神経複合体があるという理論。米イリノイ大学教授、ステファン・W・ポージェス博士が一九九四年に提唱し、脳神経学、精神医学上に新たな視点をもたらした。哺乳類にとっては、他者と関わり、ともにわかちあって生きることが不可欠であり、それがうまくいかないと、精神的にも身体的にも不調が現れるとした。

副交感神経系の大部分を占める迷走神経は、肺、心臓をはじめとして多くの臓器に接続している。伝統的には、自律神経系は、交感神経系と副交感神経系の二種類であり、相互に補完しあいながら生体のバランス（ホメオスタシス）を整えていると考えられてきた。しかし、ポージェス博士は、副交感神経系の大半を占めている迷走神経は一種類ではなく、二種類（複数）あるとし、この二種類の副交感神経系と交感神経系、計三つの神経系に大きな働きがあることを提唱した。従来、交感神経系とは、覚醒、緊張、興奮、闘争／逃走など、ストレスや脅威に対抗するために必要な働き（可動化）を司る神経ネットワークであり、副交感神経系とは、逆に、鎮静、消化吸収、睡眠、など、休息や回復と関わる神経ネットワークであると考えられていた。

交感神経系は、動くことで生命維持に必要な食物を摂ったり、戦ったり逃げたりといった重要な働きを持つが、過度、かつ継続的に覚醒状態をもたらす場合は、ストレス要因ともなる。いっぽう副交感神経系は、心身に成長、休息、回復をもたらすと考えられていた。しかし、新生児の命を脅かす「徐脈（心拍数が極端に低下する）」「無呼吸」が起こるときは、実は、副交感神経系が活性化しており、副交感神経系の働きのすべてが心身の健康に良いもの、保護的なものであるとはいえない。ポージェス博士は、この「迷走神経パラドクス」と呼ばれる矛盾に注目し、なぜ副交感神経系が時に健康に悪影響を及ぼすのかについて探求を進めた。そのなかで、副交感神経系の大部分を占める迷走神経には、二つの神経系のネットワークがあること、そしてそれぞれの機能が異なっていることを発見した。

　神経細胞は、主に「樹状突起」と呼ばれる細胞の主要部分と「軸索」と呼ばれる情報を伝達するための長い神経線維でできている。軸索には、むき出しになっているものと、髄鞘《ずいしょう》と呼ばれる円筒形の膜で覆われているものの二種類があり、髄鞘のないものは「無髄神経」、あるものは「有髄神経」と呼ばれている。有髄神経は、電線を包んでいるビニールの保護膜のように、全体的に髄鞘に覆われているのではなく、たとえていえば、ソーセージのように飛び飛びにミエリンと呼ばれる絶縁性のリン脂質の短い円筒に包まれている。このミエリン鞘は絶縁体で、神経系の電気的情報は、ミエリン鞘部分を飛び越して伝わる。このため有髄神経は情報伝達が速い。

　無髄神経は、進化的には、最初にできあがった原始的なもので、ゆっくりと情報を伝える。有髄神経は、より進化した高速システムといってよい。迷走神経にも、無髄神経と有髄神経がある。

　無髄神経の迷走神経ネットワークは、「背側迷走神経系」と呼ばれ、主に横隔膜から下の臓器の制御を司っており、有髄神経の迷走神経は「腹側迷走神経系」と呼ばれ、主に横隔膜から上の臓器や表情筋などを司っている。ポージェス博士は、このように、迷走神経のなかでも、原初的な背側迷走神経系と、進化型の腹側迷走神経系では、役割と機能が異なっていることに注目した。これらの迷走神経は、哺乳類においてはさらに機能的に拡大した複合体として考えられるのが適当であるとして、「背側迷走神経複合体」「腹側迷走神経複合体」と名付けられた。

これまで説明したように、自律神経系には、進化のプロセスである系統発生的にみて、古い順に三つの系がある。もっとも原始的なものは「背側迷走神経系」であり、主に横隔膜下の臓器に接続し、消化吸収、睡眠と回復、生殖などを支持する生理学的状態を引き起こす。肺や心臓にも一部接続しており、生命の危機が迫ると、酸素の消費を極端に抑制する徐脈や無呼吸をもたらす。原始的な魚類の一つ、無顎魚類にはすでに背側迷走神経系が備わっていたといわれる。次に、硬骨魚類において「交感神経系」が発達した。これは、可動化、攻撃、防衛などの活発な活動を引き起こす生理学的状態をもたらす。

哺乳類の出現とともに、「腹側迷走神経系」が発達してきた。これは、主に横隔膜上の臓器に接続し、ヒトでは特に、表情やアイコンタクト、言語や声の韻律などを表現したり読み取る社会交流システムとして機能しており、複雑な社会的、絆行動を可能とする生理学的状態を作り出す。

ポージェス博士は、ヒトが危機的な出来事に遭遇したときには、進化の過程の逆向きを通って対応すると論じている。これは「解体理論」を基にした考え方である。解体とは、哲学者ハーバード・スペンサーによって紹介された。後にジョン・ヒューリングス・ジャクソンはこの概念を反映させて、脳損傷や脳疾患では、症状が進化とは逆向きの経過をたどると論じた。ポリヴェーガル理論でも、この「解体」という概念を採用し、自律神経系は、危機に瀕すると、系統発生的な順序とは逆向きに発動されていくとした。

ヒトは、まず、腹側迷走神経系による社会交流システムが活性化し、人間関係を通して危機を乗り越えようと試みる。言葉や表情などで、自分に敵意がないことを伝え、問題解決の可能性を探ろうとする。こうした対応によって問題が解決せず、危険が迫ると、次に、交感神経系が活性化する。すると、可動化、闘争／逃走反応を支持する生理学的状態が引き起こされる。この交感神経系による可動化もうまくいかず、生命の危機が迫ると、進化の過程でもっとも古い背側迷走神経系が活性化する。

背側迷走神経系が生命の危機に瀕して極度に活性化すると、いわゆる「不動化」「シャットダウン」が引き起こされる。身体が動かなくなる不動状態となると同時に、心拍数や呼吸が低下し、擬死（死んだふり）状態となる。これは、太古の無顎魚類からみられるもっとも古い防衛反応といえる。ポージェス博士は、新生児の無呼吸に、こうした背側迷走神経系が関与していると考えた。これにより、先に述べた迷走神経パラドクスに答えが出たといってよいだろう。

哺乳類も、生命の危機に瀕したときはこうした「シャットダウン」「擬死」におちいる。草食動物が捕食動物に襲われ、絶体絶命の危機的状態になると、不動化する。通常はこのまま捕食されるが、まれに運よく難を逃れることができると、数分はそのまま不動状態にあるが、次第に呼吸が戻り、全身を震わせ、交感神経系による可動化が引き起こされ、逃走する。こうした擬死の反応には二つのメリットがある。一つは、捕食動物から「食べ物」とみなされなくなり、命が助かる可能性がある。捕食動物は、死んで腐敗した食べ物は本能的に避けるといわれており、不動化したものに反応しなくなるため、捕食動物が関心を失ったすきに逃げられる可能性がある。二つ目は、たとえ捕食動物に捕食されることになっても、擬死状態のときは痛みの閾値も下がり、意識も解離状態であるため、苦痛を感じなくて済む。捕食されることから逃れえない被捕食動物に備わった特性であり、神の慈悲ともいえる。

「不動化」「徐脈」「無呼吸」は、生き残りのために多くの酸素を必要としない魚類や爬虫類にとっては有効といえる。しかし、哺乳類は生存のために酸素を大量に必要としており、低酸素状態が続くこと自体が生命の危機となりえる。したがってこうした背側迷走神経系支配による太古の防衛反応は、哺乳類にとってはごく限られた時間、生命を守るための究極的な選択肢として存在している。

ヒトは、通常は腹側迷走神経複合体、背側迷走神経複合体、交感神経系がそれぞれのＴＰＯに合わせて複雑に活性化したり、脱活性化したりしながら、最適な状態を作り出して生活している。健全な社会生活を営んでいくときには、腹側迷走神経複合体がもっとも活性化していて、自らも友好的で好感の持てる表情や声の韻律を使ってコミュニケーションする。また、相手の友好の合図を適切にキャッチし、相互に交流する。しかし、こうした調和が何らかの理由で乱され、友好的な方法で問題が解決できないときは、交感神経系が活性化し、闘争／逃走反応を引き起こす生理学的状態が作られる。そして、戦うことも逃げることもできない生命の危機が訪れると、背側迷走神経複合体支配による、「凍りつき」「不動化」「解離」といった状態が引き起こされる。「死んだふり」という原始的な危機対処の方法を選択するのだ。

では、こうした神経系の支配の切り替えはどのようにして起こるのだろうか。私たちは、どのようにして周囲の状況や相手が友好的であるか、危険であるかをアセスメントしているのだろうか。ポージェス博士は、「安全であること」そして「危険性のレベル」に関する評価は、高次の脳による判断ではなく、大脳辺縁系や脳幹レベルのもっと原始的な部位によるものだとしている。これは内臓感覚や五感なども含めた身体レベルのシステムであり、ポージェス博士はそれを「ニューロセプション（神経受容）」と名付けた。

このように、状態の調整が大脳新皮質ではなく、ニューロセプションによるものであるという考え方は、トラウマ学にも影響を与えた。危機に瀕したときに、戦ったり逃げたりすることができなかったことに、トラウマ・サヴァイヴァーは、自責の念や恥の感情を持っている。しかし、こうした防衛反応の選択が意図的なものではなく、ニューロセプションによるものであるという考え方により、トラウマ・サヴァイヴァーのスティグマ（恥）の感覚を軽減し、積極的にトラウマ解放に取り組む基礎を提供することとなった。

さらに、ポージェス博士は、ニューロセプションは間違うこともあると述べている。トラウマを被った人は、安全な環境にいても、つねに危険を拡大解釈し、過覚醒で、過敏である状態の人も多い。これは、ニューロセプションが周囲から安全の合図を受け取ることができない状態で、ニューロセプションの誤作動ともいえるものである。

◎自律神経系

自律神経系とは、意識することなく「自律的」に内臓の働き、血液の循環、心臓の鼓動、呼吸、消化、発汗、体温調節、内分泌機能、生殖機能、および代謝などを制御している。これまでは、自律神経系は交感神経系と副交感神経系の二つの枝に分かれており、お互いにバランスを取って、ホメオスタシスといわれる最適な状態を保つように働いているとされ、交感神経系と副交感神経系の運動経路がそれぞれ拮抗する働きをすると考えられてきた。しかしこれでは、内臓から脳へと情報を伝達する感覚経路や、内臓と脳が双方向で情報伝達するための感覚経路と運動経路双方を制御する脳幹部については、十分な考察がなされていないとポージェス博士は考え、副交感神経系の主たる構成要素である迷走神経に注目した。

迷走神経とは、脳神経第X番で、脳幹部といくつかの内臓とをつないでいる神経系である。ポリヴェーガル理論では、迷走神経のなかには、二つの異なる遠心的な運動経路が流れている点を強調している。この二つは、迷走神経背側核と疑核というそれぞれ異なる起点を持つ。迷走神経背側核から生じる運動経路は、有髄化しておらず横隔膜下の内臓と接続している（横隔膜下迷走神経）。もう一方の疑核から生じる運動経路は、有髄化しており、横隔膜上の内臓と接続している（横隔膜上迷走神経）。

ポージェス博士は、腹側迷走神経系の制御を行う脳幹部と、統合的な社会交流システムを作り出す顔と頭の横紋筋を制御することとを関連付けて論じている。従来は、自律神経系が内臓に対してつねに影響を与えている点が強調されてきたが、ポリヴェーガル理論では、自律神経系の反応性を重要視している。ポージェス博士は、迷走神経と交感神経系が拮抗して働き、内臓に常時影響を与えているという既存の概念も用いているが、それに加えて、危機に瀕したときは、自律神経系の下位システムは、先に論じた「解体」の理論にしたがって、進化とは逆向きに系統発生的階層をたどって反応すると論じている。

ポージェス博士は、さらに腹側迷走神経系に注目し、それに関連付けられた社会交流システムが最適な状態で機能しているとき、自律神経系は「健康」、「成長」、「回復」をもたらすように機能すると論じている。腹側迷走神経系が優位であると、交感神経系と横隔膜下の内臓を制御する背側迷走神経系の「自律神経バランス」が最適な状態に保たれる。しかし、腹側迷走神経系がうまく機能しない状態になると、自律神経系は「健康」ではなく、「防衛」を支持する状態へと変化する。ポリヴェーガル理論では、この「防衛」は、二つの面を持つとしている。つまり、背側迷走神経系の働きを抑え、交感神経系優位な「闘争／逃走」反応という動きを促す場合と、交感神経系の働きが抑制され、背側迷走神経系が一気に優位となり、生物行動学的な「シャットダウン」をもたらす場合がある。これは、「凍りつき」ともいわれ、凍りついたように無反応になる状態である。哺乳類がこの「シャットダウン」を起こすと、失神したり、脱糞したり、運動反応が抑制され、いわゆる「擬死」状態となる。

◎交感神経系

交感神経系は、自律神経系の二つの主要な構成要素のうちの一つで、動くこと、つまり可動化を促進する。心拍数を上げ、気管支を拡張するなど代謝を上昇させ、一方で消化活動は抑制し、戦うか、逃げるかという「闘争／逃走反応」を可能にする。ポリヴェーガル理論では、交感神経系はこうした動きを促進するため、心臓からの血流量を増加させる働きを持つと考える。いわば車のアクセルのように、身体を可動化させる働きがある。

◎副交感神経系

副交感神経系は、自律神経系のもう一つの構成要素である。副交感神経系の主要な神経回路は迷走神経で、ポリヴェーガル理論では、次に述べる腹側迷走神経複合体と、背側迷走神経複合体を含むとされている。ポリヴェーガル理論では、副交感神経系は主に「健康」、「成長」、「回復」を支持しているとしている。さらに、生命に危険が及ぶような状態では、防衛反応を起こし、「健康」を促進する機能を抑制するとしている。

◎腹側迷走神経複合体

腹側迷走神経複合体は、副交感神経系の一部で、進化の過程では最も新しくできたといわれる。脳幹の疑核に起始し、心臓、気管支と接続している他、顔と頭の横紋筋などを制御している一連の神経系の複合体である。ポリヴェーガル理論では、ヒトがお互いの表情や声の調子などを通して交流し、安全であることを伝えあい、協力して生きていくために不可欠な神経系であるとされ、社会交流システムを司っているとされる。

◎背側迷走神経複合体

背側迷走神経複合体は、副交感神経系の一部で、進化の過程では最も古くからあるといわれている。脳幹の背側迷走神経運動核と孤束核からなり、横隔膜下の臓器や、心臓、肺、気管支などにも接続している。ポリヴェーガル理論では、通常は消化、休息、回復を司っているが、生命の危機に際しては凍りつきを引き起こすとしている。

◎ニューロセプション

ニューロセプションは、ポージェス博士によって提唱された考え方で、周囲の環境や相手の様子などを無意識のうちに評価し、その状態に合うように生理学的状態を調整しているとされる。神経系が読み取った「安全」、「危険」、あるいは「命が脅かされている」といった合図に基づいて、生理学的状態が変化し、それぞれの状態に合わせ、最適な生き残り反応を示すようになるという。つまり、相手と親密になってよい関係を築くことが最適なのか、戦ったり逃げたりしたほうがいいのか、あるいは、生命の危機に瀕しているので、凍りつきを起こしたほうがいいのか、といった無意識下での判断・反応のことである。またニューロセプションは、つねに正確であるとは限らず、危険であるのに安全であると読み取ってしまったり、安全なのに危険であると読み取ってしまうこともある。トラウマを抱えている場合は、本来なら安全であるのに、周囲に多くの危険信号を読み取ってしまうこともある。また、逆に危険を察知しそこなうこともある。

◎トラウマ

命が脅かされるなど、ショッキングな出来事によって、心に傷を負うこと。心的外傷ともいわれる。一回限りの非日常的な出来事が原因になることもあれば、心身にストレスとなることが日常的に繰り返されることでもトラウマになりうる。事件、事故、災害、戦争、性暴力などによって、生命の危機を感じたことで、心的外傷を負うことがトラウマの理解として一般的である。また、家族や大切な人が危機にさらされるのを目撃したり、彼らを突然失うこともトラウマを引き起こす。

ソマティック・エクスペリエンシング・トラウマ療法を作ったP・A・ラヴィーンは、それらに加えて、医療処置、歯科治療など、さらに広範なものもトラウマとなりうるとしている。さらにラヴィーンは、「知覚された脅威」でもトラウマを被ることがあるとしている。つまり、テレビやインターネットから得た情報や、本人が独自に「危険である」と知覚したときにもトラウマは起こりうる。トラウマが生じ、さらに、トラウマによってさまざまな心身の不調が生じている状態が一か月以上続くときなど、一定の基準を満たしている場合は、ＰＴＳＤ（心的外傷後ストレス症候群）と診断される。

◎発達性トラウマ

正式には「発達性トラウマ障害」と呼ばれ、成長の過程で慢性的なトラウマ体験を受けることで、心身にさまざまな不調が生じる状態。症状によってはさまざまな医学的診断名がつくこともある。

発達性トラウマ障害は、幼少期の慢性的なトラウマによって生じる精神疾患であるとして、B・ヴァン・デア・コークによって定義され、Development Trauma Disorder（DTD）と名付けられたものの日本語訳である（Van der Kolk, B.（2005）. Developmental trauma disorder: Toward a rational diagnosis for children with complex trauma histories. *Psychiatric Annals*, 35（5）, 401-408.）。ヴァン・デア・コークは、虐待などの慢性的なトラウマ体験を受けた人は、幼児期から成人期まで、さまざまな様相を示すとした。幼児期は愛着障害や発達障害の特徴を示し、思春期、青年期には解離症状、行動障害などが現れ、嗜癖や双極性障害などの精神症状へ進展するものもあるとした。杉山登志郎は、一人の子どもが診断カテゴリーを年齢の経過とともに渡り歩くという、異形連続性を示すことを指摘している。また、友田明美は、虐待というトラウマの影響によって脳に器質的、機能的な変化が引き起こされると報告している。本書では、年齢を特定せず、発達の過程で被るトラウマのことを「発達性トラウマ」とした。

ヴァン・デア・コークは、発達性トラウマは、何らかのきっかけによって調節障害が起き、落ち着いた状態に戻らず、意識してもその反応の激しさをコントロールできないという特徴があるとしている。また発達性トラウマ障害を有する人は、感情、身体（生理学的、運動的、医学的）、行動、認知、人間関係にさまざまな困難が生じやすいとされる。自己価値観が低く、自己嫌悪や自罰などの罪業感を持ちやすかったり、他者を信じることが難しい一方、愛情に飢えており、不適切な人を過度に信頼するなど対人関係の問題を抱えることがある。感情のコントロールが難しく突然怒りを爆発させたり、共感能力が十分発達していないため、友達作りがうまくいかず、社会的に孤立しやすい傾向がある。神経系の状態としては過覚醒か低覚醒、あるいはその間を行ったり来たりする。嗜癖や自傷、過度の自慰などの問題や、摂食、睡眠に支障をきたすなどのほか、消化器、循環器などにトラブルを抱えやすく、疼痛や免疫系疾患などの身体症状に悩まされることも多い。この発達性トラウマ障害と後述の「複雑性PTSD」は提唱者が異なるため名称も異なり、範囲も若干異なっているが、同様の問題を扱っていると考えてよい。

◎PTSD（Post Traumatic Stress Disorder）

トラウマ的出来事を体験した後、生活に支障が出るようなさまざまな不都合な症状や状態、行動が現れてきたとき、医学的に一定の基準を満たすとPTSDとして診断される。

PTSDは、精神医学的な診断で、戦争、天災、性的暴力、重度の怪我、深刻な事故などのトラウマ的な出来事を経験した結果として現れる症状に対して下される。アメリカ精神医学会による診断基準であるDSM、そしてWHO（世界保健機関）が定める国際疾病分類であるICDといった診断基準や分類があり、そこでは、「どのようなことが起きたか」と、「その後どのような症状が現れたか」によって診断される。

ポリヴェーガル理論においては、トラウマは出来事の内容ではなく、出来事に対して、その当事者がいかに反応したかという点が重要であると考える。トラウマを引き起こすような出来事があったとしても、人の反応は多岐にわたる。レジリエンスの高い人は、衝撃的なことを体験しても、柔軟に対応することができる可能性がある一方、神経系の調整不全を抱えている人や、レジリエンスの低い人は、それほど衝撃的ではない出来事であったとしても、非常に大きな悪影響を被り、人生が崩壊してしまうこともある。このように、神経系の反応性は人によって大きく異なる。ポリヴェーガル理論では、生命の危機に際して、自律神経系の神経制御の状態がどのように変化したかという点に注目する。ポリヴェーガル理論に基づいて考えると、ＰＴＳＤとそれがもたらすさまざまな問題は、生命の危機と判断されるような出来事を体験した結果、社会交流システムが機能不全となり、防衛反応を行う交感神経系あるいは背側迷走神経系のどちらかが、強く反応するようになっている状態であるといえる。

◎複雑性ＰＴＳＤ（Complex Post Traumatic Stress Disorder）

家庭内暴力、ＤＶ、虐待、いじめなど、逃れることが困難な状況のなかで日常的に加害行為が繰り返された場合、複雑なトラウマ反応が現れるとしてジュディス・ハーマンによって提唱された。ＩＣＤ-11では、否定的自己認知、感情の制御困難および対人関係上の困難といった症状が、脅威感、再体験および回避といったＰＴＳＤの諸症状に加えて認められるとされている。なお、ＤＳＭ-5には、複雑性ＰＴＳＤは掲載されていない。

医療機関などでは、ＤＳＭのＰＴＳＤの基準を満たさなければトラウマを被ってはいないと考えられる傾向があるが、近年は単回性の衝撃トラウマだけではなく、生命の危機に直接結びつかなくても、継続反復的な侵入的行為によってトラウマを被ることがあることが主張されるようになってきている。複雑性ＰＴＳＤでは、うつ、不安、パニック、解離、嗜癖、自傷行為、摂食障害、感情の調整不全、パーソナリティ障害などを引き起こす可能性が示唆されている。自律神経系の働きがかく乱され、免疫力の低下が起こり、身体疾患に罹患しやすくなるともいわれるほか、嗜癖、依存症、身体表現性障害、疼痛や不定愁訴、強迫性障害などもこれに関係しているといわれる。また、性的逸脱や性的行動の回避、特異的な性的志向など、セクシャリティの混乱も報告されている。免疫システム、自律神経系などにエピジェネティックな変化をもたらす可能性や、人格形成や社会性、対人関係能力への影響も指摘されるようになっている。

◎フラッシュバック

トラウマ体験のある人が、急に過去のトラウマ体験を鮮明に思い出し、苦しい思いをすること。強いトラウマ体験を受け、後になってその記憶が前後の脈絡もなく突然に、あたかも今・ここで起きているかのように、非常に鮮明に思い出されたり、同様に夢に見たりする現象。ＰＴＳＤや急性ストレス障害の特徴的な症状のうちの一つである。トラウマの記憶については、必ずしも明確な前後関係をもって詳細を記憶しているわけではないので、フラッシュバックが起きた場合に、必ずしも明確な記憶の映像や音が存在するとは限らない。フラッシュバックは、恐怖や混乱などの感情や、痛みなどの感覚が、突然衝撃的に体験されるといった現象としても起こりうる。

◎過覚醒

トラウマ体験によって、つねに警戒モードがオンになっている状態、また、神経系が過敏になり、交感神経系などが過活性となって、つねに警戒モードになること。そのため、あらゆる物音や刺激に対して過敏に反応してしまい、不安で落ち着くことができず、眠れないなど、過度の緊張状態が継続する。入眠困難、中途覚醒、神経過敏、イライラ、怒り、集中できない、そわそわして落ち着きがない、過度の用心、心配性、怯え、驚きやすい、少しの刺激でも過剰に反応するなどの状態が引き起こされる。

◎低覚醒

トラウマ体験の後、心ここにあらずというような様子で、ぼんやりしたり、周りへの興味を失う状態。トラウマの再体験や過覚醒の状態を回避するため、あるいは、トラウマによって交感神経系が過活性な状態が続いたり危機体験が強烈であったために、背側迷走神経系のシャットダウンが引き起こされ、外界に対する活動や反応が低下し、感情麻痺などが生じている状態のこと。無表情やぼーっとしている様子がみられ、会話をしなくなったり、人と関わることを避ける。生活全般にわたって活動が停滞し、食事や入浴などの基本的な活動ができなくなる、記憶力や集中力が低下し、趣味や仕事への関心が失われるほか、性的な活動に対する興味や意欲の低下、消失などが引き起こされる。

◎児童虐待

児童虐待は、子どもの心身に対して、暴行したり、適切な世話をしないなど、子どもの必要を満たさず、危害を加えること。身体的虐待、心理的虐待、性的虐待、ネグレクト、DVの目撃などが含まれる。子どものころに養育者などから殴る蹴る、もので叩くなどの暴行を受ける身体的なもの、子どもを侮蔑したり言葉で脅したりする心理的なもの、不適切な性的接触やレイプなどの性的なもの、食事を与えない、入浴など清潔行動を取らせない、教育を受けさせない、病気になっても治療を受けさせないなどのネグレクト、家庭内で養育者が別の養育者やその他の人から暴行、暴言を振るわれるのを目撃するなどの面前DVなどが虐待であるとされている。さらに最近では、教育虐待といって、子どもに過度の期待をかけて勉強やスポーツなどを強要することも虐待の範疇に入れるべきだという議論もある。また昨今は、乳幼児を育てている親が、ネットやゲームに依存していたりスマートフォンばかりを眺めている状態であるために、ネグレクトが生じることも問題視されている。

◎不適切養育

日常のなかで繰り返される子どもへの不適切な関わりあいのこと。暴行やレイプなど、侵襲度の高い加害行為として捉えられている虐待よりもさらに広範囲な、不適切な関わりあいによって子どもの健全な発達が妨げられ、脳にも影響が出ることが知られるようになってきた。言葉による脅し、からかい、罵倒、無視、子どもの面前でのDV、面前モラハラや面前での夫婦喧嘩、兄弟間の加害行為に適切に介入しない、不適切な性的接触なども不適切養育に入る。勉強やスポーツの強要や、行動を不健全に制限するなども同様である。

また、さらに広い意味では、災害時や戦時下などにおける混乱、養育者との離別、養育者がしばしば変わること、養育者の病気の発症や入院、子ども自身の病気のための苦痛を伴う医療処置、子ども自身の入院による家族との離別ほか、何らかの事情で子どもに十分なケアを提供できないといったことでも不適切養育が引き起こされることもある。英語の単語をそのまま用いて、チャイルド・マルトリートメントという言い方をする場合もある。

◎協働調整

人と人とが、お互いに安全であるという合図を出し合いながら、心地よく関わり、互いの神経系を落ち着かせ、心身の状態を最適な状態へ導くこと。

ポリヴェーガル理論では、協働調整とは、ヒトが互いに落ち着きや心地よさを感じさせるような合図を出し合って、相互に生理学的状態を調整しあうことを意味する。たとえば、母親は赤ちゃんをやさしく抱いて、穏やかな声を出し、愛情にあふれたしぐさや表情などを示す。それを見て赤ちゃんは落ち着き、その赤ちゃんが落ち着いた状態から、母親の生理学的状態も最適に調整される。このように、お互いに心地よさや落ち着きを体験しあい、神経系が最適な状態に向かうことを協働調整という。

◎社会交流システム

ポリヴェーガル理論において定義された、人や社会と関わることを支持する身体のシステム。哺乳類に備わった声や表情、しぐさなどを通して、社会的な交流を促進する。進化のなかでもっとも新しい腹側迷走神経複合体が関わっており、首や頭を動かす神経、表情を作ったり発声したりする神経、飲み込む作用をする神経などが働き、交感神経系と背側迷走神経系を最適なバランスで調整しているとされる。声や表情、アイコンタクトなどで安全と友好の合図を送るとともに、相手からの安全と友好の合図を読み取り、交流することを可能にしている。

社会交流システムは自律神経系というオーケストラにおける指揮者にたとえられ、これが適度に働いているとき、人は心が安定するとともに他者ともうまく関わることができ、内臓の状態も最適に保たれるとされる。神経系が十分に発達していない赤ちゃんは、養育者と協同調整することで次第に神経系を成熟させていくといわれている。ケイン&テレールは、幼いころに養育者からの適切な関わりがないと社会交流システムが円満に発達せず、社会への適応が難しくなり、心身の不調をもたらすことをソマティックな視点から説明している。

◎闘争／逃走反応

危機に際して、交感神経系が活性化し、戦うか逃げるかという防衛反応を起こすこと。哺乳類にとって、戦うか逃げるか、というのは可動化を伴う防衛反応であり、可動化を引き起こすためには交感神経系の活性化を必要とする。腹側迷走神経系が抑制され、社会交流システムが働かなくなると、交感神経系の活性化が起き、「闘争／逃走反応」を取ることができる生理学的状態が引き起こされる。

◎凍りつき

原始的な防衛反応で、戦うことも逃げることもできない場合は、身体が動かなくなる不動化が起き、心拍や呼吸が極端に抑制される。この凍りつき反応は、進化の過程からみると、哺乳類が出現する前の爬虫類や両生類などの脊椎動物においてしばしばみられる防衛反応である。哺乳類においては、血液に酸素を溶け込ませる能力が低下し、意識を保つために十分な量の酸素を含んだ血液を脳に供給することができなくなると、凍りつきが引き起こされる。ポリヴェーガル理論では、戦うことも逃げることもできないと判断される状況下では、この凍りつき、あるいは不動という古い防衛システムが採用されると考える。

哺乳類にとっては、ごく短期的な生き残り反応として凍りつきが起きるのは適応的であるが、危険が去った後も、凍りつきの生理学的状態が継続してしまうと、健康面でも社会面でもさまざまな問題を引き起こす可能性がある。

◎リスニング・プロジェクト・プロトコル

リスニング・プロジェクト・プロトコル（LPP）は、ポージェス博士によって開発された、聴覚過敏をやわらげ、生理学的状態を落ち着かせて、人と関わる機能を高めるようにデザインされたシステムである。ヘッドホンで音を聞くようになっている。この介入方法は、現在はセーフ・サウンド・プロトコル（SSP）と呼ばれている。

LPP／SSPは、コンピューターによって周波数帯を変調させた音楽を聴くことで、中耳の筋肉の神経的制御を活発にし、腹側迷走神経系に影響を与え、自発的な社会交流が生まれることを狙いとしている。六〇分のエクササイズを五日間継続することが求められており、mp3 や iPod でも聞くことができるようになっている。クライアントがエクササイズをしている間は、養育者やセラピストなどが付き添い、静かで安全な環境でプログラムを聴くことが大切であるとされている。SSPは Integrated Listening System 社から、専門家を対象に提供されている。

●関連サイト（英文） https://integratedlistening.com/ssp-safe-sound-protocol/

◎あそび

ポリヴェーガル理論での「あそび」は、お互いに心身の健康が維持されるような状態を作っていく、相互交流的な行為で、その基本は協働調整であるとされる。

相互交流的なあそびは、心身の健康を維持するような最適な生理学的な状態をもたらすものであることから、協同調整を行う「神経エクササイズ」であるとされている。「神経エクササイズ」としての相互交流的なあそびでは、お互いに安全と友好の合図を出し合い、お互いの社会交流システムを刺激しあう。このため交感神経系の活性化が抑えられ、攻撃的な動きに移行しないようになっている。

参考文献

1．内閣府編「生活状況に関する調査（平成30年度）」https://www8.cao.go.jp/youth/kenkyu/life/h30/pdf-index.html［参照2020-10-01］
2．厚生労働省編「平成30年中における自殺の状況」https://www.mhlw.go.jp/content/H30kakutei-01.pdf［参照2020-10-01］
3．内閣府編「高齢社会白書（平成30年度）」https://www8.cao.go.jp/kourei/whitepaper/index-w.html［参照2020-10-01］
4．内閣府編「平成25年度 我が国と諸外国の若者の意識に関する調査」（平成26年6月）https://www8.cao.go.jp/youth/kenkyu/thinking/h25/pdf_index.html［参照2020-10-01］
5．古荘純一（2008）「日本の学校の現状と課題」（特集 子どもの QOL：幸福感の少ない子どもたち）『教育と医学』56: 1134–1141.
6．古荘純一（2009）『日本の子どもの自尊感情はなぜ低いのか——児童精神科医の現場報告』光文社新書
7．公益財団法人日本ユニセフ協会（2020）『レポートカード16ー子どもたちに影響する世界：先進国の子どもの幸福度を形作るものは何か』https://www.unicef.or.jp/news/2020/0196.html［参照2020-09-30］
8．友田明美（2019）『親の脳を癒せば子どもの脳は変わる』NHK 出版新書
9．Nelson, C. A., Bos, K., Gunnar, M. R., & Sonuga-Baler, E. J. S.（2009）. The Neurobiological Toll of Early Human Deprivation. *Monographs of the Society for Research in Child Development*, 76(4): 127–46, doi; 10.1111/j.1540-5834.2011.00630.x.
10．ウィニコット，D. W.（1985）『赤ちゃんはなぜなくの——ウィニコット博士の育児講義』（子どもと家族とまわりの世界（上））猪股丈二訳、星和書店
11．ラヴィーン，P. A.（2017）『トラウマと記憶——脳・身体に刻まれた過去からの回復』花丘ちぐさ訳、春秋社
12．ポージェス，S. W.（2018）『ポリヴェーガル理論入門——心身に変革を起こす安全と絆』花丘ちぐさ訳、春秋社
13．ケイン，L. K. &テレール，S. J.『レジリエンスを育む——ポリヴェーガル理論による発達性トラウマの治癒』花丘ちぐさ・浅井咲子訳、岩崎学術出版社
14．友田明美（2012）『いやされない傷——児童虐待と傷ついていく脳』診断と治療社
15．ヴァン・デア・コーク，B.（2016）『身体はトラウマを記録する——脳・心・

体のつながりと回復のための手法』柴田裕之訳、紀伊國屋書店

16. Desai, S., et al. (2002). Childhood Victimization and Subsequent Adult Revictimization Assessed in a National Representative Sample of Women and Men. *Violence and Victims*, 17(6): 639–653.
17. Weaver I., C., G., et al. (2004). Epigenetic programming by maternal behavior, Nature neuroscience, 7, 847–854.
18. Nisbet, E., Zelenski, J., & Murphy, W. (2011). Happiness is in our nature: Exploring nature relatedness as a contributor to subjective well-being. *Journal of Happiness Studies*, 12(2): 303–322.
19. Ewert, A., Klaunig, J., Wang, Z., & Chang, Y. (2016). Reducing levels of stress through natural environments: Take a park; not a pill. *International Journal of Health, Wellness, and Society*, 6(1): 35–43.
20. 有田秀穂（2009）「リズム運動がセロトニン神経系を活性化させる」『日本医事新報』(4453): 38–42.
21. Lee, R. B. (1969). *Man the Hunter*, Routledge publisher, Oxfordshire, the U. K.
22. Dahlberg, F. (1983). *Woman the Gatherer*, Yale University Press, Yale, the U. S. A.
23. レイティ，J. J. & ヘイガーマン，E.（2009）『脳を鍛えるには運動しかない！——最新科学でわかった脳細胞の増やし方』野中香方子訳、日本放送出版協会
24. Abbott, L. C. (2015). *The influence of natural sounds on attention restoration*, The Pennsylvania State University, The Graduate School, Department of Recreation, Park and Tourism Management
25. 山極寿一・小原克博（2019）『人類の起源、宗教の誕生——ホモ・サピエンスの「信じる心」が生まれたとき』平凡社新書
26. Trinkaus, E., Howells, W. W. (1979). The Neanderthals. *Scientific American*, 241 (6): 118–133.
27. Roenke, L. & Mulligan, S. (2019). The therapeutic Value of the Human- Animal Connection. *Occupational Therapy in Health Care*, 27–43.
28. Payne, S. (1983), *The Animal bones from the 1974 excavations at Douara Cave. In: Paleolithic Site of Douara Cave and Paleogeography of Palmyra Basin in Syria, Part III*, edited by K. Hanihara and T. Akazawa, pp. 1–108. Bulletin of the University Museum, the University of Tokyo.
29. Tudor, k. (2014). *Pet 'Kisses': Health Hazard or Health Benefit?* https://www.petmd.com/blogs/thedailyvet/ktudor/2014/jan/are-dog-licks-unhealthy-for-people-31207 ［参照2020–10–01］
30. Fujimura, K. E. et.al. (2014). House dust exposure mediates gut microbiome Lacto-

bacillus enrichment and airway immune defense against allergens and virus infection. *Proceedings of the national academy of sciences of the United States of America*, 111(2): 805–810. https://doi.org/10.1073/pnas.1310750111

31. Beetz, A., Uvnas-Moberg, K., Julius, H., & Kortrschal, K. (2012). Psychosocial and psychophysiological effects of human-animal interactions: The possible role of oxytocin. *Frontiers in Psychology*, 3(34). http://doi.org/10.3389/fpsyg.2012.00234
32. Knight, S., Edwards, V. (2008). In the company of wolves; the physical, social, and psychological benefits of dog ownership. *Journal of aging and health*, 20(4): 437–455. https://doi.org/10.1177/0898264308315875
33. Allen, K. (2003). Are pets a healthy pleasure? The influence of pets on blood pressure. *Current Directions in Psychological Science*, 12: 236–239.
34. Williams, L. E., & Bargh, J. A. (2008). Experiencing Physical Warmth Promotes Interpersonal Warmth, *Science*, 322 (5901): 606–607. DOI: 10.1126/science.1162548
35. Ackerman, J. M., Nocera, C. C., & Bargh, J. A. (2010). Incidental Haptic Sensations Influence Social Judgments and Decisions, *Science*, 328(5986): 1712–1715. DOI: 10.1126/science.1189993
36. 山口創 (2018)『図解脳からストレスが消える肌セラピー――不安・イライラ・緊張…を5分でリセット!』青春出版社
37. エマーソン, D. & ホッパー, E. (2011)『トラウマをヨーガで克服する』伊藤久子訳、紀伊國屋書店
38. カズンズ, N. (1996)『笑いと治癒力』松田銑訳、岩波書店
39. Benett M. P., & Lengacher C. (2007). Humor and Laughter May Influence Health: III. Laughter and Health Outcomes. *Evidence-Based Complementary and Alternative Medicine*, 5. https://doi.org/10.1093/ecam/nem041
40. Harker, L., & Keltner, D. (2001). Expressions of positive emotion in women's college yearbook pictures and their relationship to personality and life outcomes across adulthood. *Journal of Personality and Social Psychology*, 80(1): 112–124.
41. Clift, S., et al. (2016). *Group Singing as a Public Health Source*, Oxford Textbook of Creative Arts, Health and Well-being, International Perspective of Practice, Policy and Research, Oxford, the U. K.
42. Dana, D., Porges, S. W. (2018). *Clinical Application of The Polyvagal Theory: The Emergence of Polyvagal-Informed Therapies*. W. W. Norton, New York, the U. S. A.
43. Theberge, J. B., & Falls, J. B. (1967). Howling as a Means of Communication in Timber Wolves. *American Zoologist*, 7(2): 331–338.
44. パールマター, D. & ロバーグ, K. (2016)『「腸の力」であなたは変わる』白澤卓二訳、三笠書房

45. O'Keefe Jr., J. H. & Cordain, L. (2004). Cardiovascular Disease Resulting From a Diet and Lifestyle at Odds With Our Paleolithic Genome: How to Become a 21st-Century Hunter-Gatherer. *Mayo clinic proceedings*, 79(1): 101–108.
46. Kris-Etherton, P.M., et al. (2000). Polyunsaturated Fatty Acids in the Food Chain in the United States. *American Journal of Clinical Nutrition*, 71(1): 179S-188S.
47. Lewis, C. C., et al. (2009). Impact of Childhood Trauma on Treatment Outcome in the Treatment for Adolescents with Depression Study (TADS). *Journal of the American Academy of Child & Adolescent Psychiatry*, 49(2): 132–140.
48. Nemeroff, C.B., et al. (2003). Differential responses to psychotherapy versus pharmacotherapy in patients with chronic forms of major depression and childhood trauma. *Proceedings of the National Academy of Science*, 100(24): 14293–14296.
49. Seligman, M. E. P., Steen, T. A., Park, N., & Peterson, C. (2005). Positive Psychology Progress: Empirical Validation of Interventions. *American Psychologist*, 60(5): 410–421.
50. Lai S. T. (2017). "Three good things"- the effect of gratitude practice on well-being: Randomized control trial. *Health Psychology*, 26(1): 11–18.
51. 山口創 (2014)「身体接触によるこころの癒し：こころとからだの不思議な関係」『全日本鍼灸学会雑誌』64(3): 132–140.
52. リヴァイン, P. A. (2008)『心と身体をつなぐトラウマ・セラピー』藤原千枝子訳、雲母書房
53. ラヴィーン, P. A. (2016)『身体に閉じ込められたトラウマ――ソマティック・エクスペリエンシングによる最新のトラウマ・ケア』池島良子他訳、星和書房
54. SE ジャパン http://sejapan.org/
55. DARe ジャパン https://darejapan.jimdofree.com/
56. Dana, D. (2018). *The Polyvagal Theory in Therapy: Engaging The Rhythm of Regulation*, W. W. Norton, N. Y., the U.S.A.
57. Schwarz, L., Corrigan, F., Hull A., & Raju, R. (2017). *The Comprehensive Resource Model- Effective therapeutic techniques for the healing of complex trauma*, Routledge publishing, Oxon, the U. K. CRM.
58. エイカー, S. (2011)『幸福優位7つの法則――仕事も人生も充実させるハーバード式最新成功理論』高橋由紀子訳、徳間書店
59. Katon J. G. et al. (2015). Adverse Childhood Experiences, Military Service, and Adult Health. *American Journal of Preventive Medicine*, 49(4): 573–582.
60. 松浦直己&橋本俊顕 (2007)「発達特性と、不適切養育の相互作用に関する検討：女子少年院在院者と一般高校生の比較調査より」『鳴門教育大学情報

教育ジャーナル4』: 29–40.

61. Booth, N., et al. (2016). Prisoners' Childhood and Family Backgrounds. *Ministry of Justice Research Series*, 4/12.

＊発達性トラウマとの関連が指摘される症状や疾病の例

Anda, R., Brown, D. W., Dube, S. R., Bremmer, J. D., Felitti, V. J., & Gile, W. H. (2008). Adverse Childhood Experiences and Chronic Obstructive Pulmonary Disease in Adults. *American Journal of Preventive Medicine*, 34(5): 396–403.

Anda, R., Tietjen, G., Schulman, E., Felitti, V. J., & Croft J. B., & Jiles, W.H. (2010). Adverse Childhood Experiences and Frequent Headaches in Adults. *Headache*, 50(9): 1473–81.

Bernet, C.Z. & Stein, M.B. (1999). Relationship of childhood maltreatment to the onset and course of major depression in adulthood, *Depression and Anxiety*, 9(4): 169–174.

Bremner, J.D., Vermetten, E., & Mazure, C.M. (2000). Development and preliminary psychometric properties of an instrument for the measurement of childhood trauma : The Early Trauma Inventory. *Depression and Anxiety*, 12: 1–12.

Brown, D.W., Anda, R. F., Felitti, V.J., Edwards, V. J., Malaracher, A. M., Croft, J.B., & Jile, W.H. (2010). Adverse Childhood Experiences are Associated with the Risk of Lung Cancer : A prospective Cohort Study. *BMC Public Health*, 10: 20.

Brown, M.J., Thacker, L.R., & Cohen, S.A. (2013). Association between Adverse Childhood Experiences and Diagnosis of Cancer, *PLOS ONE*, 8(6): 1–6.

Chartier, M, Walker, J.R., & Naimark, B. (2010). Separate and cumulative effects of adverse childhood experiences in predicting adult health and health care utilization, *Child Abuse and Neglect*, 34(6): 454–464.

Chapman, D. P., Whitfield, C. L., Felitti, V. J., Dube, S. R., Edwards, V. J., & Anda, R.F. (2003). Adverse Childhood Experiences and the Risk of Depressive Disorders in Adulthood. *Journal of Affective Disorders*, 82(2): 217–225.

Dube, S.R., Anda, R.F., Felitti, V.J., Chapman, D.P., Williamson, D.F., & Giles, W.H. (2001). Childhood Abuse, Household Dysfunction, and the Risk of Attempted Suicide Throughout the Life Span-Findings from the Adverse childhood Experiences Study. *Journal of American Medical Association*, 286(24): 3089–3096.

Dube, S. R., Fairweather, D., Pearson. W.S., Felitti, V. J., Anda, R.F., & Croft, J. B. (2009). Cumulative Childhood Stress and Autoimmune Diseases in Adults. *Psychosomatic Medicine*, 71(2): 243–50.

Fellitti, V. J., & Anda, R.F. (2010). The Relationship of Adverse Childhood Experiences to Adult Medical Disease, Psychiatric Disorder, and Sexual Behavior: Implications for

Health care. in *The Impact of Early Life Trauma on Health and Diseases: The Hidden Epidemic*. Edited by Lanius, R., Vermetten, e., Pain, C., New York: Cambridge University Press.

Felitti, V. J., Anda, R.F., Nordenberg, D., Williams, D.F., Spitz, A . M., Edwards, V., Koss, M.P., & Marks, J. S. (1998). Relationship of Childhood Abuse and Household Dysfunction to Many of the Leading Causes of Death in Adults. *American Preventive Medicine*, 14(4): 245–258.

Goodwin, R. D., & Stein, M.B. (2004). Association between Childhood Trauma and Physical Disorders Among Adults in the United States. *Psychological Medicine*. 334(3): 509–20.

Huang, H., Yan, P. P., Shan, Z., Chen, S., Li, M., Luo, C., Gao H., Hao, L., & Liu, L. (2015). Adverse childhood experiences and risk of type 2 diabetes: A systematic review and meta-analysis, *Metabolism*, 64(11): 1408–1418.

Nanni, V., Uher, R., & Danese, A. (2011). Childhood Maltreatment Predicts Unfavorable Course of Illness and Treatment Outcome in Depression: A Meta-Analysis. *American Psychiatric Association Publishing*, 169(2): 141–151.

Shonkoff, J.P., & Garner, A. S. (2012). The Life Long Effects of Early Childhood Adversity and Toxic Stress, Science of Neglect. *Pediatrics*, 129(1): e232-e246.

Voellmin, A., Winzeler, K., Hug, E., Wilhelm, F., Schaefer, V., Gaab, J., … & Bader, K. (2015). Blunted endocrine and cardiovascular reactivity in young healthy women reporting a history of childhood adversity. *Psychoneuroendocrinology*, 51: 58–67. doi: 10.1016/j.psyneuen.2014.09.008

著者紹介

花丘ちぐさ　*Chigusa Theresa Hanaoka*

ポリヴェーガル・インスティテュート・インターナショナル・パートナー
ソマティック・エクスペリエンシング®・ファカルティ
桜美林大学非常勤講師
早稲田大学教育学部国語国文学科卒業、米国ミシガン州立大学大学院人類学専攻修士課程修了、桜美林大学大学院国際人文社会科学専攻博士課程修了。博士（学術）。公認心理師。社団法人日本健康心理学会公認指導健康心理士。A級英語同時通訳者。訳書にS・W・ポージェス『ポリヴェーガル理論入門』、ポージェス&デイナ編著『ポリヴェーガル理論　臨床応用大全』、D・デイナ『セラピーのためのポリヴェーガル理論』、S・ローゼンバーグ『からだのためのポリヴェーガル理論』、M・デラフーク『発達障害からニューロダイバーシティへ』、P・A・ラヴィーン『トラウマと記憶』（以上、春秋社）他多数、共編著に『なぜ私は凍りついたのか』（春秋社）がある。

国際メンタルフィットネス研究所　代表
http://i-mental-fitness.co.jp/
ポリヴェーガル・インスティテュート・ジャパン　代表
https://polyvagalinstitutejapan.jimdofree.com/

その生きづらさ、発達性トラウマ？
ポリヴェーガル理論で考える解放のヒント

2020年11月25日　第１刷発行
2023年５月20日　第５刷発行

著者――――――花丘ちぐさ
発行者―――――小林公二
発行所―――――株式会社 **春秋社**
〒101-0021 東京都千代田区外神田2-18-6
電話 03-3255-9611
振替 00180-6-24861
https://www.shunjusha.co.jp/
印刷所―――――株式会社 太平印刷社
製本所―――――ナショナル製本 協同組合
装丁――――――高木達樹
装画――――――藤原なおこ

ISBN978-4-393-36562-5　C0011
定価はカバー等に表示してあります